华夏养生康复操系列丛书

醒脑养生康复操

魏　琳　叶日春　主编

中国中医药出版社
·北　京·

图书在版编目（CIP）数据

醒脑养生康复操 / 魏琳，叶日春主编 .—北京：中国中医药出版社，2017.12

（华夏养生康复操系列丛书）

ISBN 978-7-5132-4569-2

Ⅰ . ①醒…　Ⅱ . ①魏…　②叶…　Ⅲ . ①脑—保健操—基本知识　Ⅳ . ① R161.1

中国版本图书馆 CIP 数据核字（2017）第 268260 号

中国中医药出版社出版

北京市朝阳区北三环东路 28 号易亨大厦 16 层

邮政编码　100013

传真　010-64405750

山东润声印务有限公司印刷

各地新华书店经销

开本 850 × 1168　1/16　印张 4　字数 43 千字

2017 年 12 月第 1 版　2017 年 12 月第 1 次印刷

书号　ISBN 978 – 7 – 5132 – 4569 – 2

定价　45.00 元

网址　www.cptcm.com

社 长 热 线　010-64405720

购 书 热 线　010-89535836

维 权 打 假　010-64405753

微信服务号　zgzyycbs

微商城网址　https：//kdt.im/LIdUGr

官 方 微 博　http：//e.weibo.com/cptcm

天猫旗舰店网址　https：//zgzyycbs.tmall.com

如有印装质量问题请与本社出版部联系（010-64405510）

《华夏养生康复操系列丛书》编委会

《醒脑养生康复操》编委会

主　编　魏　琳　叶日春

副主编　萧　蕙　钱彩文　雷丽芳

编　委（以姓氏笔画为序）

王荣荣　叶　红　庄　平　刘杨晨

邱艳婷　张小培　陈　红　欧阳红莲

莫苗苗　黄　丽　黄　瑞　彭雪密

彭银英　詹德金

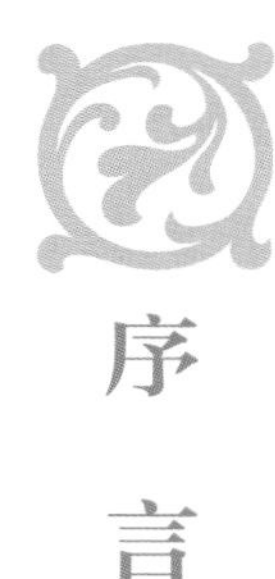

序言

中国传统养生学是祖国医学伟大宝库中的一份灿烂瑰宝，在促进人类健康事业的发展中，不管过去、现在，还是将来，都显示出它重要的价值和巨大的优越性。

养生，即养生保命，又称摄生、道生、卫生、保生、养性等，指利用多种方法调养形神，以祛病强身，防病避害，延年益寿。养生是中医学的特色之一，两千多年前古人已记载预防疾病和保健（治未病）的重要性，这也是中医学中预防医学思想的精髓所在。如《素问·四气调神大论》中提出："是故圣人不治已病治未病，不治已乱治未乱，此之谓也。夫病已成而后药之，乱已成而后治之，譬犹渴而穿井，斗而铸锥，不亦晚乎。"在《素问·上古天真论》《素问·四气调神大论》中提出了养生的基本原则和方法："其知道者，法于阴阳，和于术数，食饮有节，起居有常，不妄作劳。""虚邪贼风，避之有时；恬惔虚无，真气从之；精神内守，病安从来。""春夏养阳，秋冬养阴。"现代医学也越来越强调预防的重要性，如"一级预防"概念的提出和其临床指导作用，而这正与中医学中"治未病"的思想不谋而合。

中医康复方法古称将息法、善后法、调摄法，或称调理、调治、调养等，除针灸、按摩、气功、中药、食疗，以及药物外治的熏、洗、烫、浴、敷、贴、搽等疗法外，尚有属于物理治疗范围的热疗、冷疗、光疗、声疗、泥疗、砂疗、磁疗、水疗等；属于精神情志治疗范围的以情制情法，文娱、音乐、舞蹈疗法等；属于作业疗法范围的弹琴、书写、绘画等；属于体育疗法的五禽戏、八段锦、太极拳、武术、跑步等。这些理念和方法，为中华民族的繁荣昌盛作出了无可替代的杰出贡献。从广义来看，中医养生学包含了预防养生与疾病养生两方面的内容，后者又具有了现代康复医学的康复宗旨，就是让残疾者、老年病者、慢性病者更好地回归社会。但“未病先防、既病防变、病后防复”却始终是其学术思想的核心。这与现代医学中康复预防的“三级分层预防”思想不谋而合。

中共中央、国务院关于《“健康中国 2030”规划纲要》明确指出，健康是促进人的全面发展的必然要求，是经济社会发展的基础条件。实现国民健康长寿，是国家富强、民族振兴的重要标志，也是全国各族人民的共同愿望。《纲要》中提出要充分发挥中医药独特优势，大力发展中医非药物疗法，使其在常见病、多发病和慢性病防治中发挥独特作用；发展中医特色康复服务；实施中医治未病健康工程，将中医药优势与健康管理结合；开展中医中药中国行活动，大力传播中医药知识和易于掌握的养生保健技术方法。《中医药发展战略规划纲要（2016—2030 年）》则明确提出要大力发展中医养生保健服务，加快中医养生保健服务体系建设，研究制定促进中医养生保健服务发展的政策措施，提升中医养生保健服务能力，推广融入中医治未病理念的健康工作和生活方式。

我院广大医护工作者秉承充分发挥中医特色与优势，当为人民群众健康守护者的宗旨，在服务患者的实践中，努力发掘整理古籍中有关养生康复的文献资源，吸收古代养生康复文化精华，创作出六套养生康复效果明显且易于练习的康复保健操（功法），名《华夏养生康复操系列丛书》，分《醒脑养生康复操》《脏腑养生康复操》《调神养心康复操》《女性养生康复操》《筋骨养生康复操》《传统养生康复操》六个专辑。《华夏养生康复操系列丛书》图文并茂，通俗易懂，既可用于疾病时的辅助康复，又可用于日常的养生保健。本套丛书的出版，希望能为《“健康中国 2030”规划纲要》《中医药发展战略规划纲要（2016—2030 年）》的早日实现，为国民健康长寿贡献绵薄之力。

故乐为之序。

广东省中医院
吕玉波
2017 年 7 月

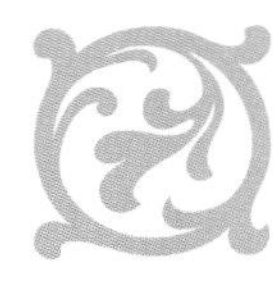

目录

眩晕操

记事本

一、简介

中医理论认为“脑为元神之府”[1]，“脑气筋入五官脏腑，以司视听言动”[2]。脑深藏于头部，位于人体最上部。眩晕操是通过意想呼吸结合头部和肩颈部运动，以调和经络气血，促进血液循环，消除脑疲劳，改善脑的机能状态，从而可以定眩止晕，降低脑中风的患病几率，预防老年痴呆症。

二、养生功效

1. 健脑：意想吸气时天地精气从头顶灌输入脑，呼气时身体内部的污浊之气从口鼻呼出。肾生骨髓，脑为髓海，肾中精气充盈，则髓海得养，故可健脑。

2. 定眩止晕：中医理论认为“上虚则眩”[3]，脑为髓海，髓海有余，则轻劲多力，以定眩止晕。

3. 预防中风：通过头部和肩部运动，可改善头部血液循环，增加脑部供血量，减轻脑血管的压力，从而预防中风[4]。

4. 预防痴呆：“脑实记忆所凭也”[5]，眩晕操可促进脑部血液循环，改善脑部认知功能，以预防痴呆[6]。

三、动作要领

预备动作（见图 1–1）

全身放松，可以站立或坐于椅子上，两腿并拢，挺胸收腹，双臂自然下垂，下颌微收，肩膀微向后张，目视前方，均匀呼吸。心中默数呼吸次数，以收敛心神，待全身感觉松弛温热后，则开始作功。

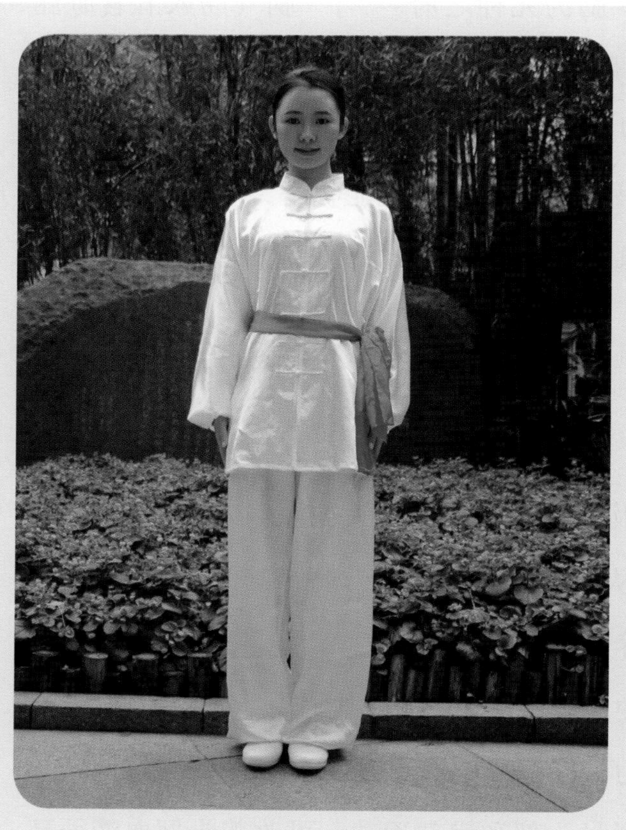

图 1–1　预备动作

第一式：双掌擦头（见图 1–2）

1. 双手十字交叉置于后颈部，左右来回擦 100 次。

2. 双手交叉紧握，肩部打开，手肘宜抬高至头部。

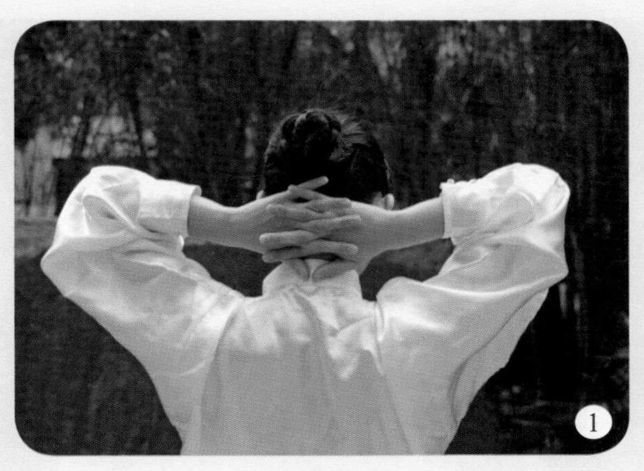

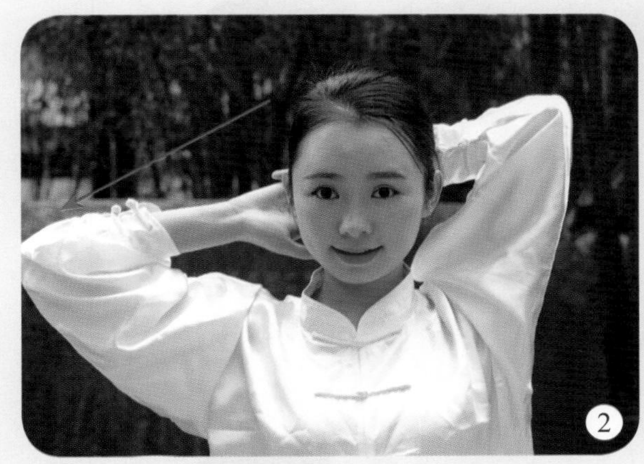

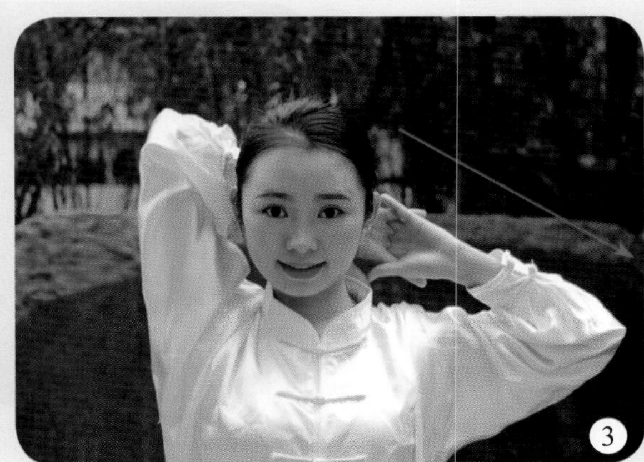

图 1–2　双掌擦头

第二式：左顾右盼（见图 1–3）

头先向左后向右转动，幅度不宜过大，以自觉酸胀为宜，反复做 30 次。

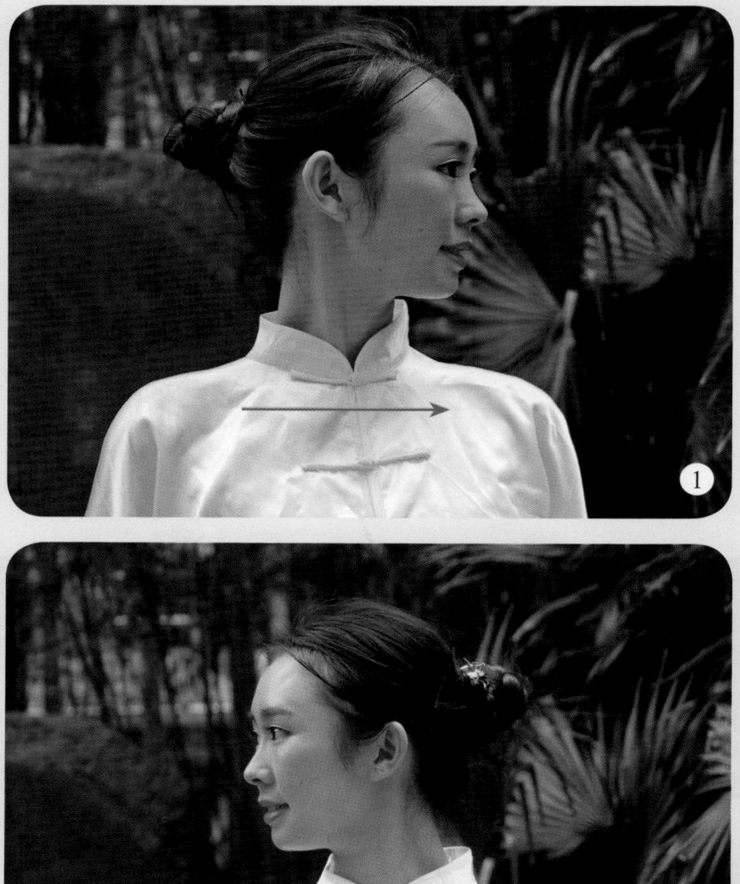

图 1–3　左顾右盼

第三式：前后点头（见图 1–4）

头向前向后转动，前俯时颈项尽量前伸拉长，动作宜缓慢，反复做 30 次。

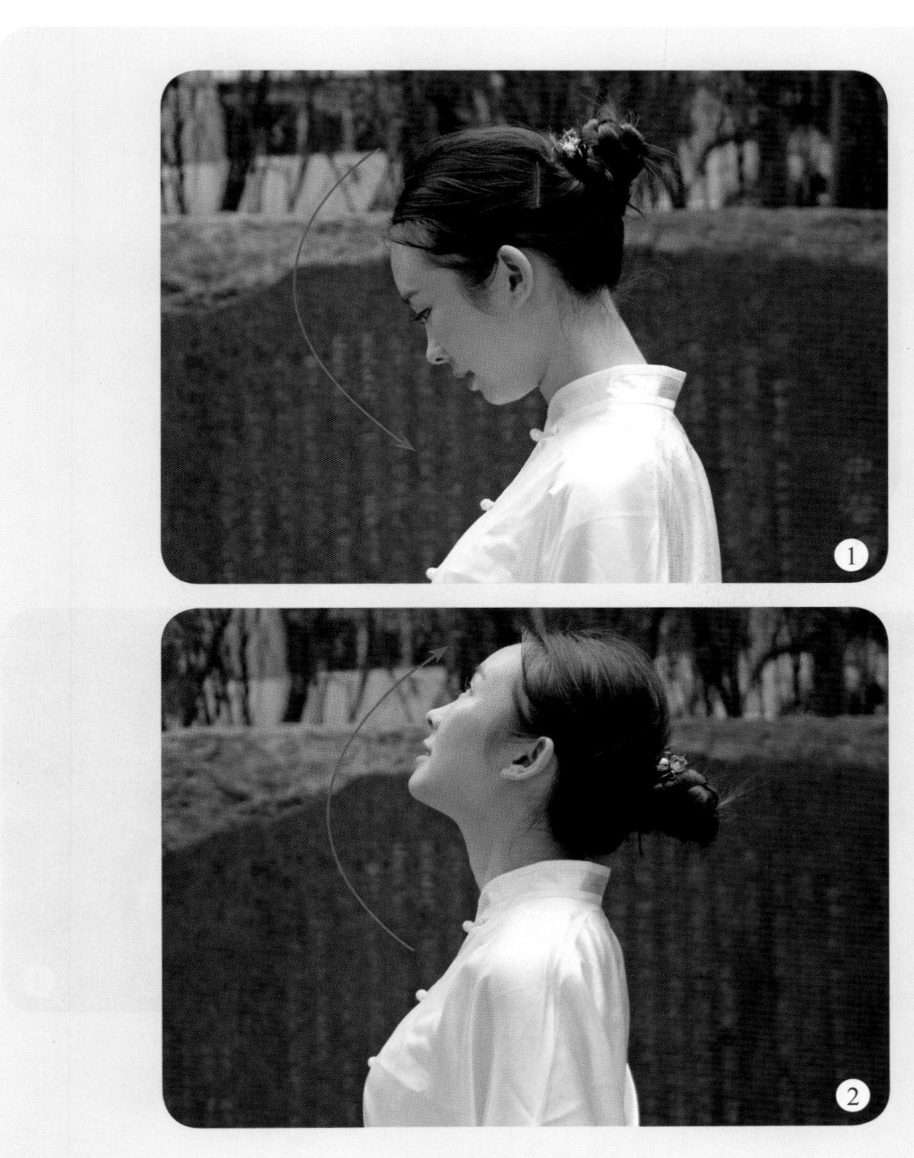

图 1–4　前后点头

第四式：旋肩舒颈（见图 1–5）

双手自然放于两侧肩部，掌心向下，以双手臂带动肩部由后至前旋转 20 次，再由前向后旋转 20 次。

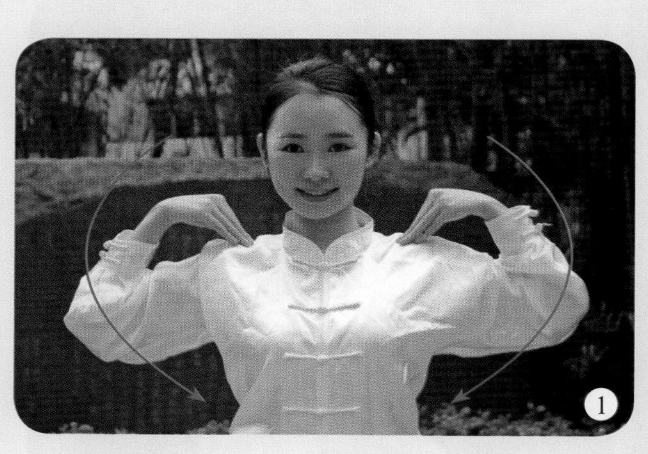

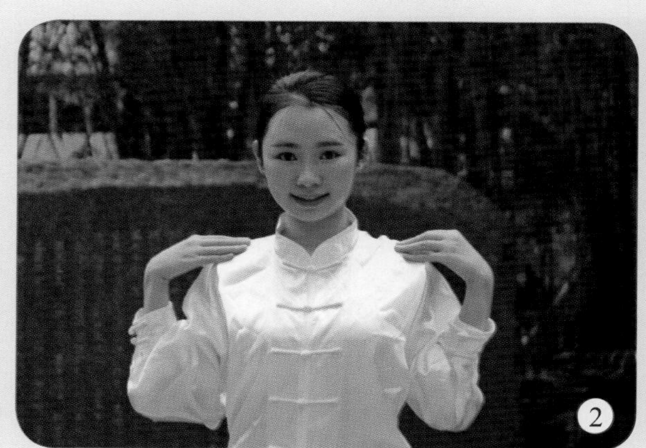

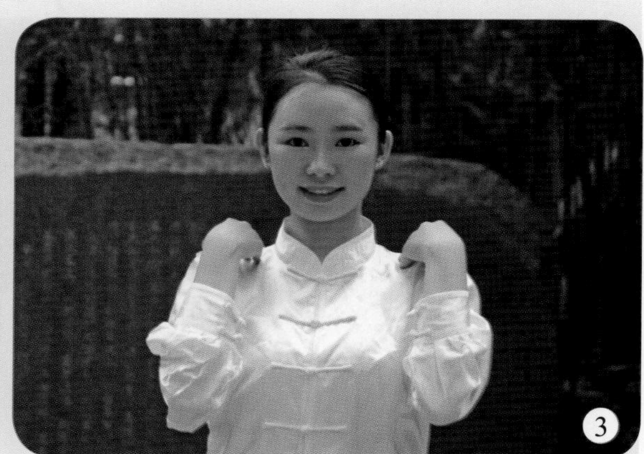

图 1–5　旋肩舒颈

第五式：颈项争力（见图 1–6）

1. 取站立姿势，两手紧贴大腿两侧，下肢不动。

2. 头转向左侧时，上身旋向右侧；头转向右侧时，上身旋向左侧。

3. 旋转力度以自己最大限度为宜，共做 10 次。

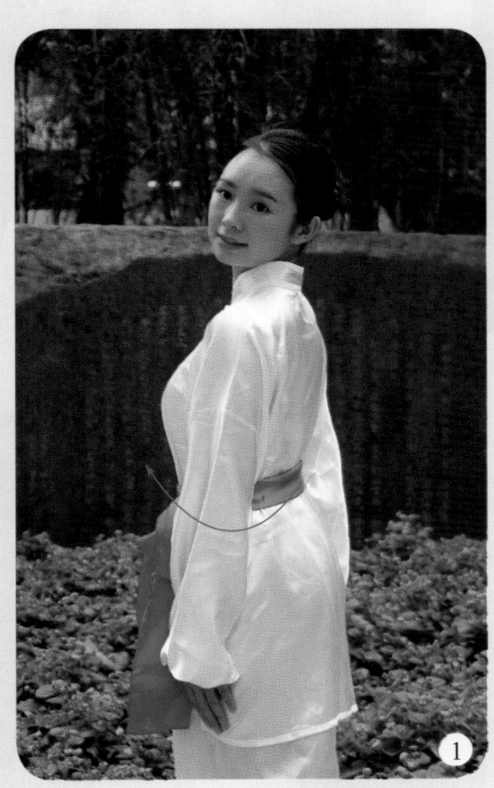

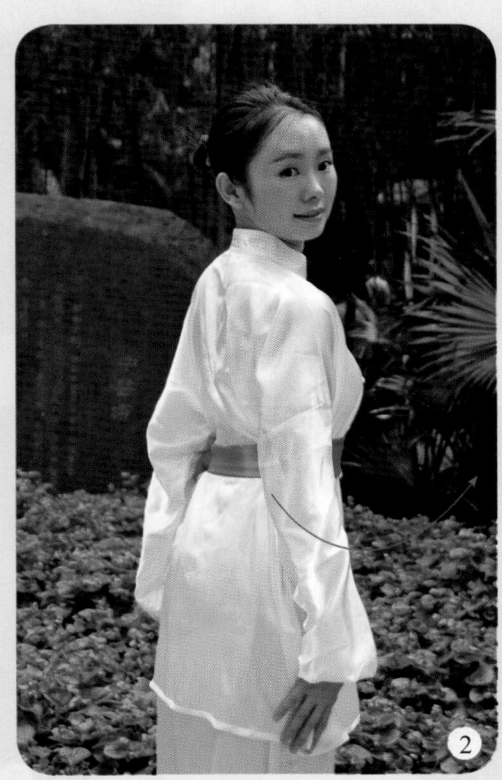

图 1–6　颈项争力

第六式：摇头晃脑（见图 1–7）

头先向左、向前、向右、向后顺时针旋转 5 次后，再逆方向旋转 5 次，旋转时尽量以左耳去贴左肩，右耳去贴右肩，力度以自身最大限度为宜。

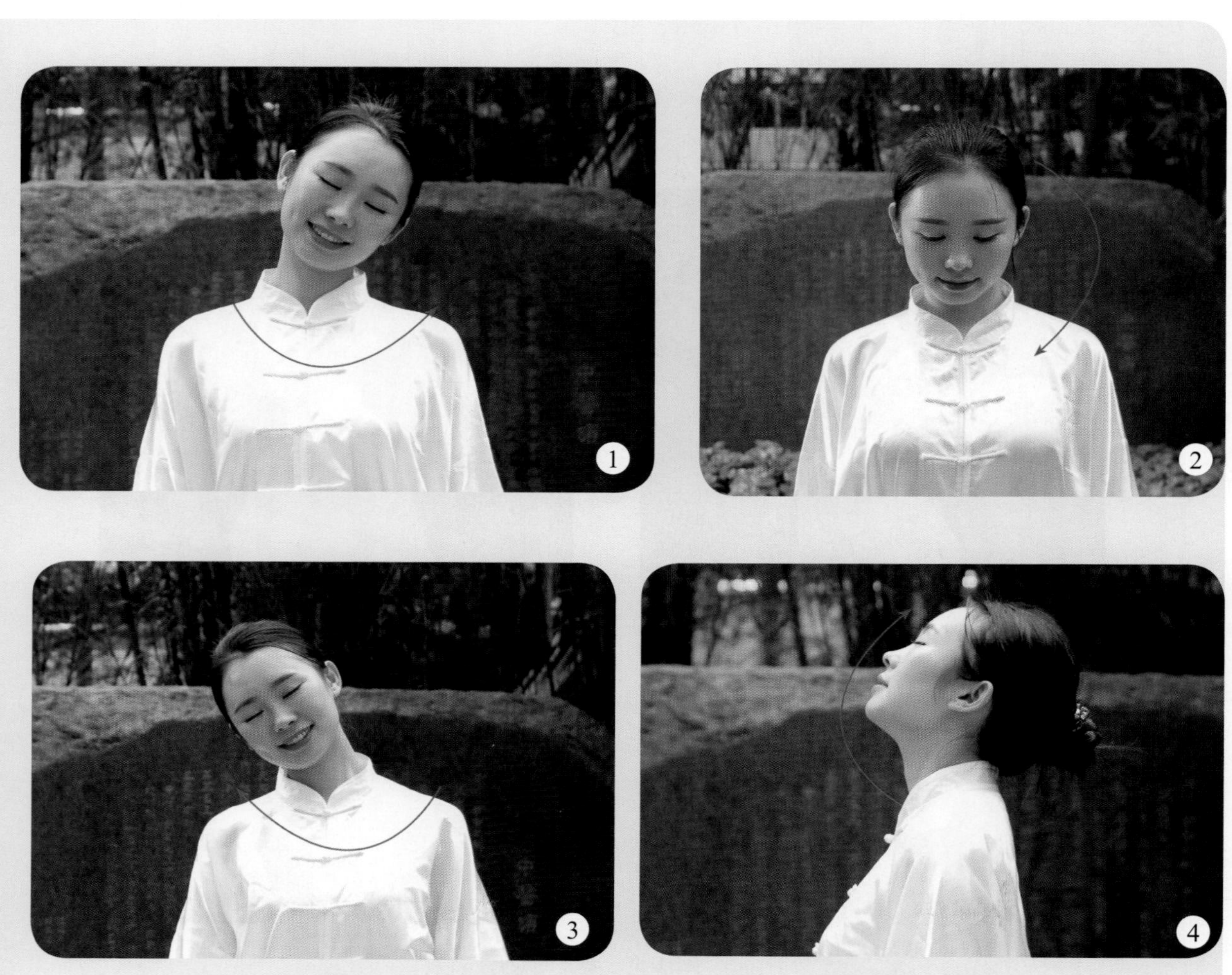

图 1–7　摇头晃脑

第七式：头手相抗（见图 1–8）

双手交叉紧贴后颈部，用力向前顶头颈，头颈则向后用力相抗，共 5 次。

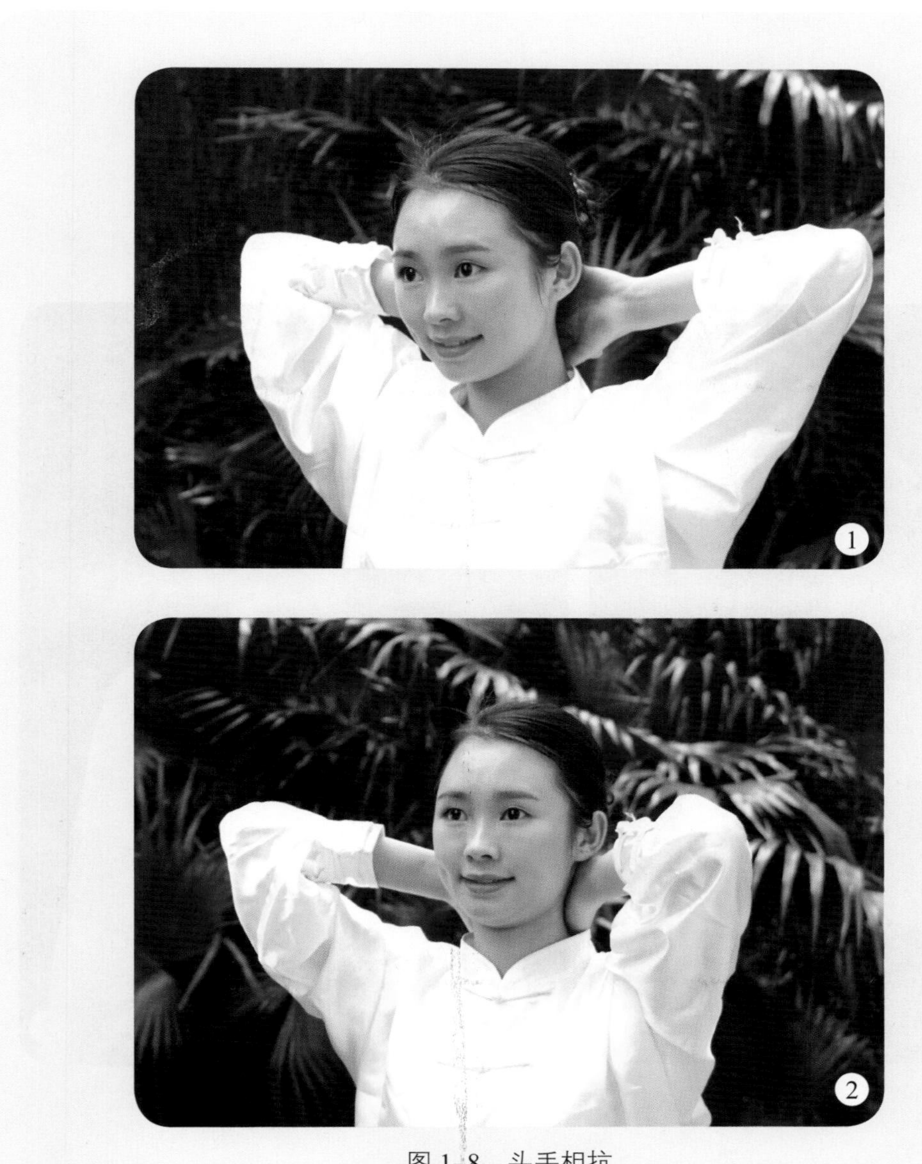

图 1–8　头手相抗

第八式：翘首望月（见图 1–9）

身体不动，头用力左旋并尽量后仰，上看左上方 5 秒钟，还原后，再换方向，计为 1 次，共 5 次。

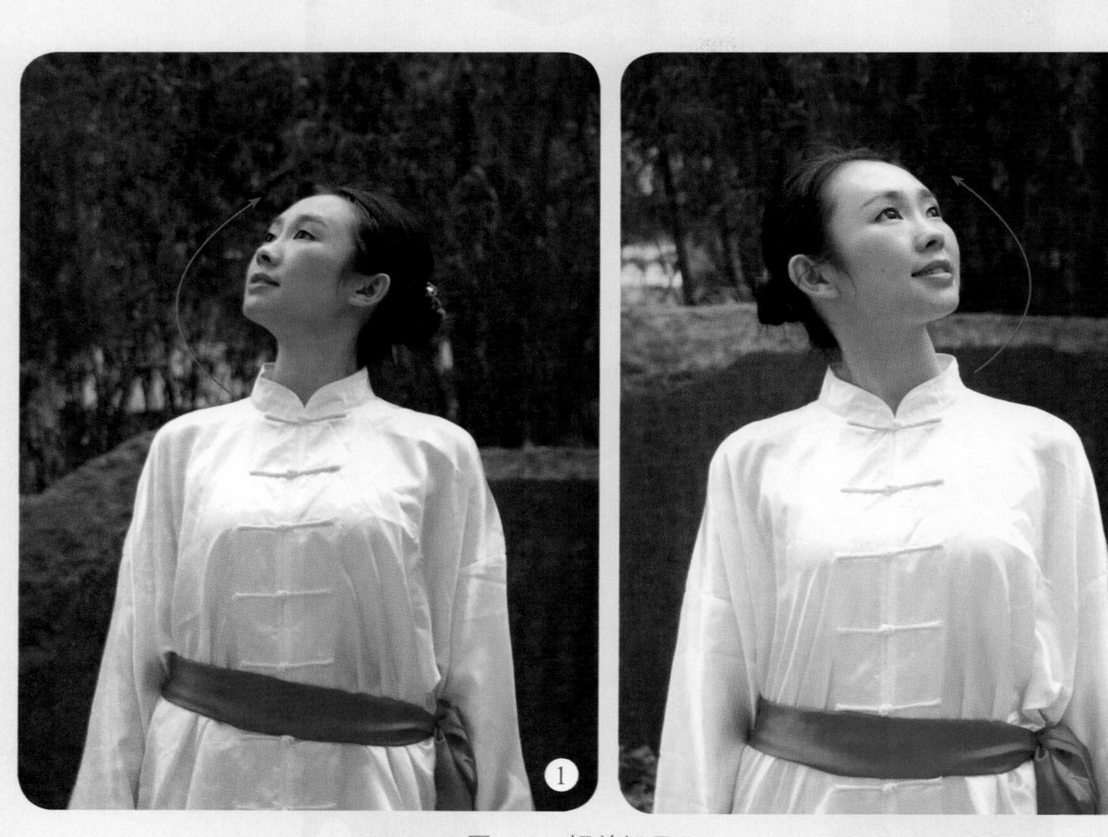

图 1–9　翘首望月

第九式：双手托天（见图 1–10）

双手上举过头，掌心向上，仰视手背 5 秒。

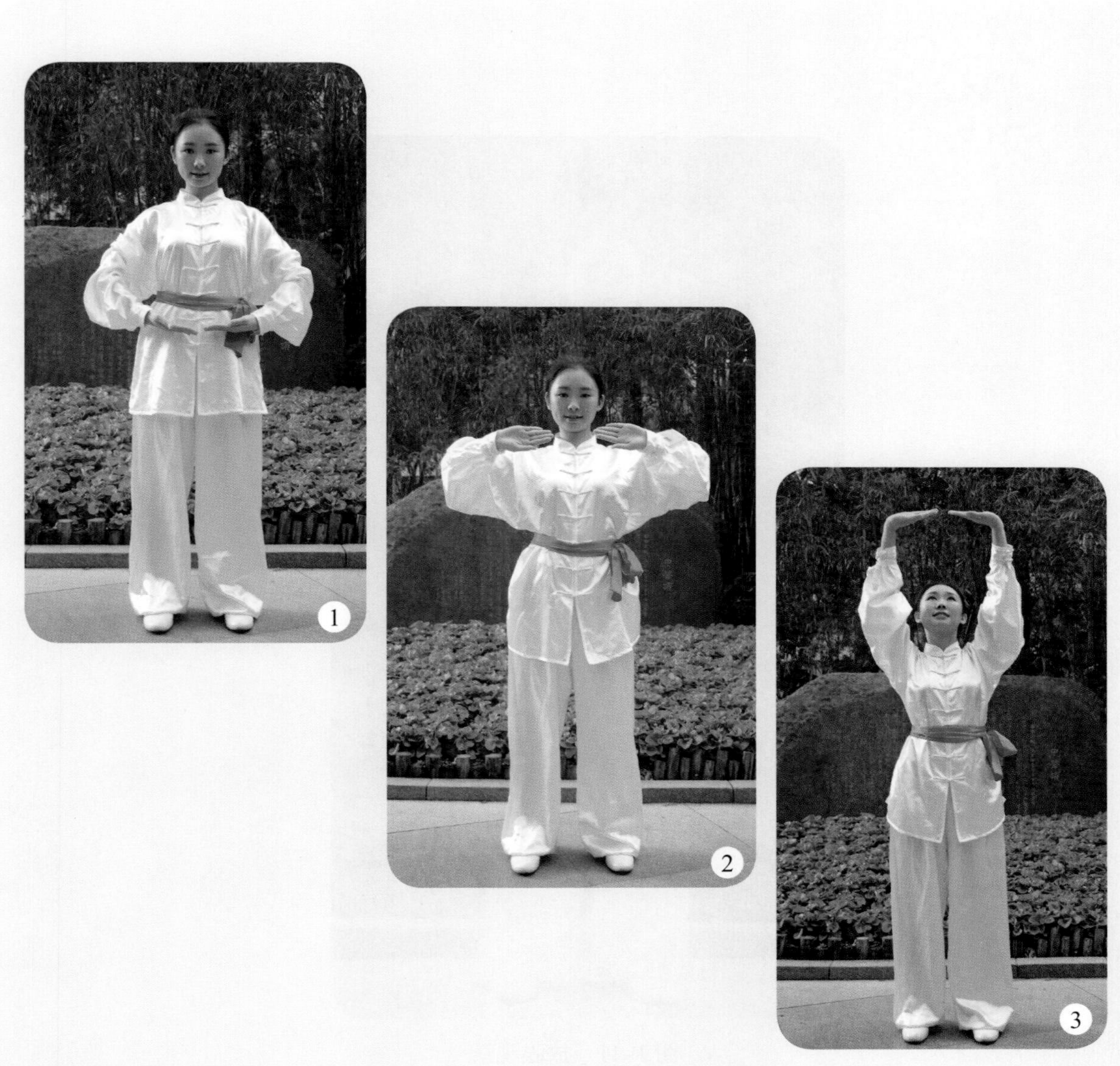

图 1–10　双手托天

第十式：放眼观景（见图 1–11）

手收回胸前，右手在外，劳宫穴相叠，虚按膻中，眼看前方，5 秒钟。

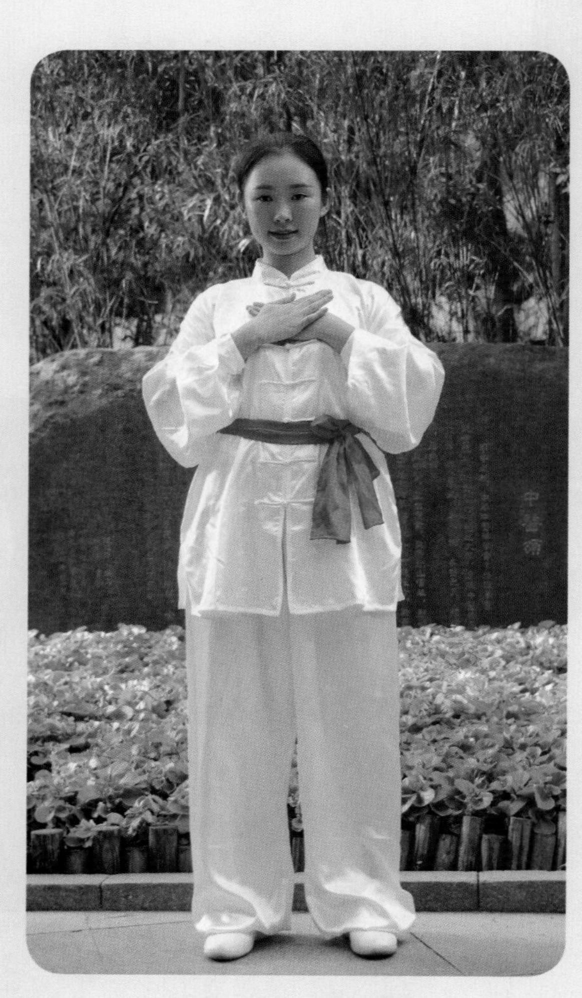

图 1–11　放眼观景

四、注意事项

1. 时间及频次：眩晕操一般每天做 1 ～ 2 次，可根据个人情况灵活安排运动时间，运动量因人而异，但要每天坚持，持之以恒。

2. 力度：做操的时候动作宜柔和，切忌用力过猛、转动过急，否则易导致拉伤肌肉及韧带。

3. 一旦出现疼痛难忍或有眩晕的感觉时，应马上停止运动。

4. 活动颈部时必须专心，不能分心分神，因颈部是人体非常脆弱的部位，以免运动不当造成新的损伤。

5. 以下患者谨慎进行此项操作：中风急性期病因未明或未进行病因治疗的患者，中风后坐位或站位不平衡者，颈部或头部外伤者，头晕头痛较严重而无法坚持者，多动症患者。

主要参考资料

［1］清・李时珍 . 本草纲目［M］. 北京：人民卫生出版社，2005.

［2］清・马培之 . 医易一理［M］. 太原：山西科学技术出版社，2013.

［3］灵枢・卫气［M］. 北京：人民卫生出版社，2005.

［4］徐健 . 预防卒中常做眩晕操［N］. 健康时报，2007-10-22（009）.

［5］清・林珮琴 . 类证治裁・卷之三［M］. 北京：中国中

医药出版社，2008.

［6］李秀霞，陈子康，黄沛霖，等．脑健操益于老年痴呆康复——基于眩晕操活动在广州长者认知功能的成效研究［J］．社会福利，2014，(4)：47

记事本

面肌功能训练操

一、简介

中医理论认为“偏风口歪是体虚受风，令口歪僻也”。风寒之邪侵袭人体，引起经络阻滞，气血痹阻于经脉之中，导致筋脉失养而使本病发生。“面肌功能训练”[1]是指通过进行面肌的自主运动或被动运动锻炼，促进面肌功能恢复的一种康复方法。面肌功能训练可增加局部组织血液循环，训练后面色红润，皮肤温度明显升高，患侧面部微循环得以改善；同时，可促进神经兴奋，肌力增强，有效地防止废用性萎缩，促进运动功能的恢复，使受损的面神经髓鞘和轴突得以再生和康复，使损伤后面肌的不协调运动得以矫正，神经得以康复。

二、养生功效

1. 营养神经：使气血通畅，改善神经营养，以达到消除睫状肌紧张或痉挛的目的[2]。

2. 改善面部微循环：面肌功能训练可减缓肌肉的萎缩，促进周围血管扩张，防止软组织粘连，改善面部微循环[3][4]。

三、动作要领

预备动作（见图 2–1）

“面肌功能训练操”简便可行，站姿或者坐姿均可，把注意力集中到面部，可以在起床后进行，也可以在工作之余进行。

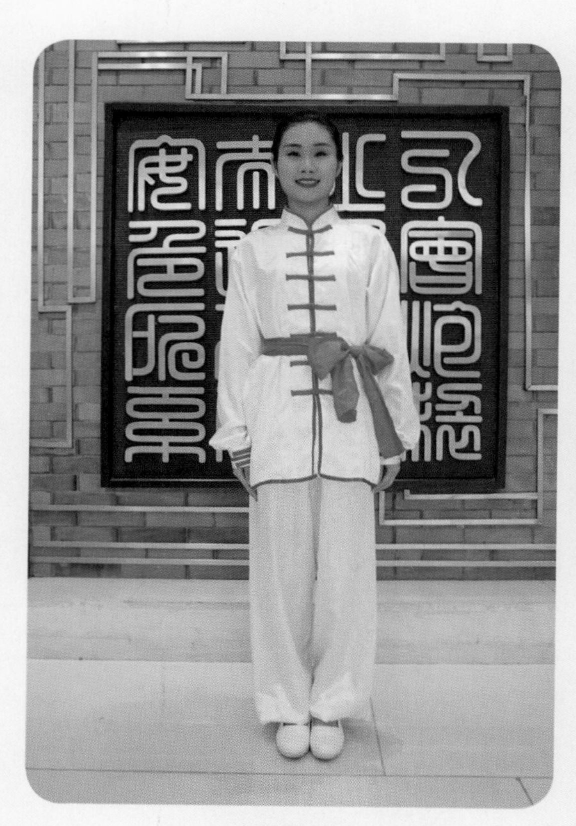

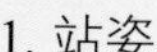

1. 站姿

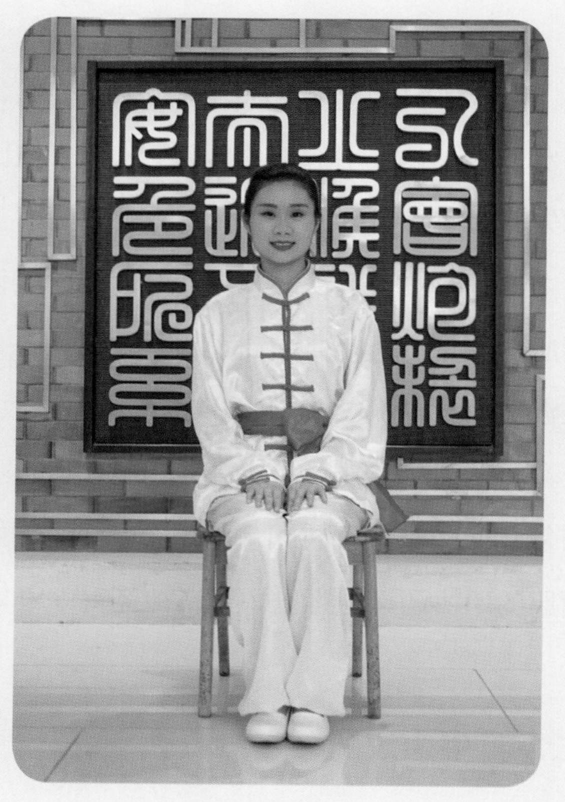

2. 坐姿

图 2–1　预备动作

第一式：抬眉训练（见图 2–2）

抬眉动作的完成主要依靠枕额肌额腹的运动。嘱患者上提健侧与患侧的眉目，有助于抬眉运动功能的修复。用力抬眉，呈惊恐状。每次抬眉 10 ～ 20 次，每日 2 ～ 3 次。

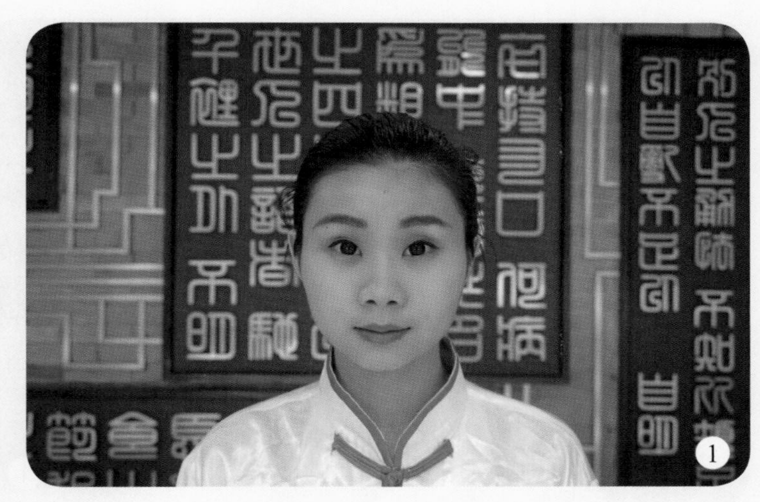

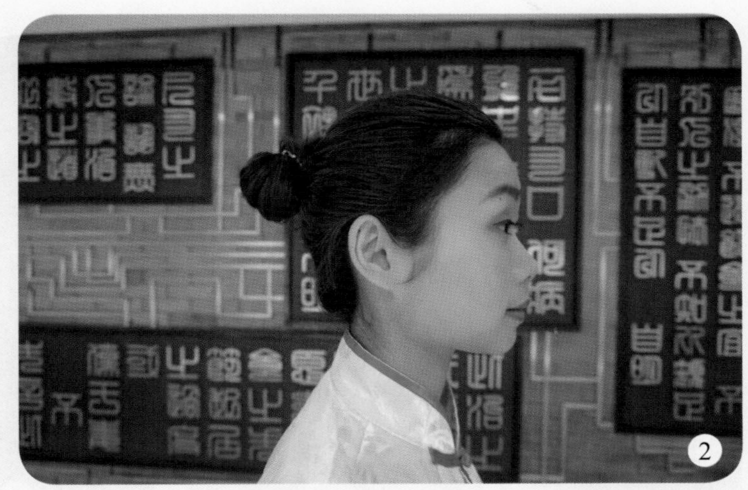

图 2–2　抬眉训练

第二式：闭眼训练（见图 2–3）

闭眼的功能主要依靠眼轮匝肌的运动收缩完成。训练闭眼时，嘱患者开始时轻轻闭眼，两眼同时闭合 10 ～ 20 次，如不能完全闭合眼睑，露白时可用食指的指腹沿着眼眶下缘轻轻地按摩 1 次，然后再用力闭 10 次，有助于眼睑闭合功能的恢复。

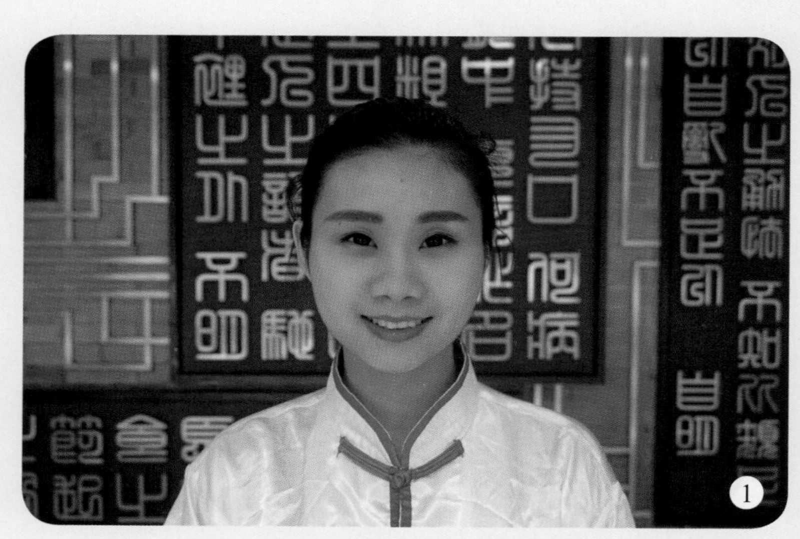

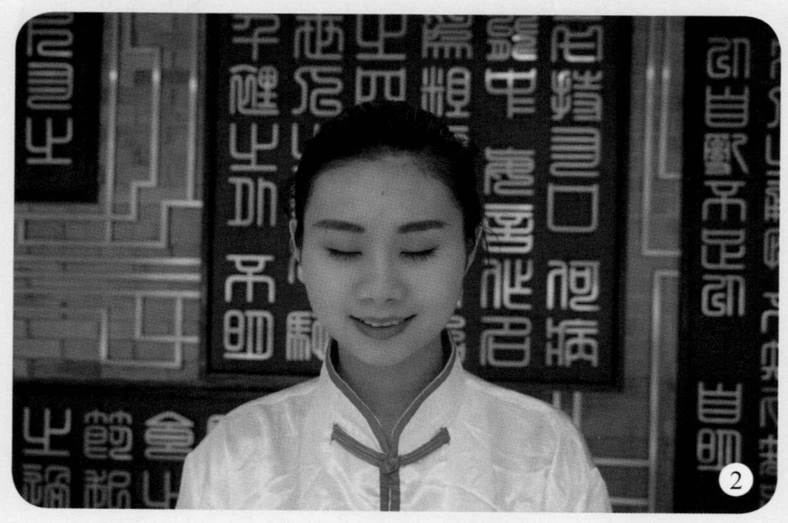

图 2–3　闭眼训练

第三式：耸鼻训练（见图 2–4）

耸鼻运动主要靠提上唇肌及压鼻肌的运动收缩来完成。耸鼻训练可促进压鼻肌、提上唇肌的运动功能恢复。

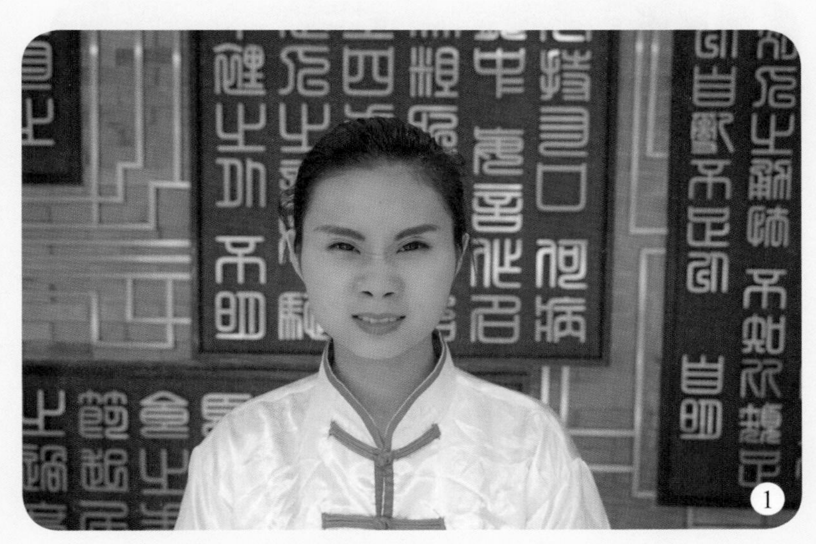

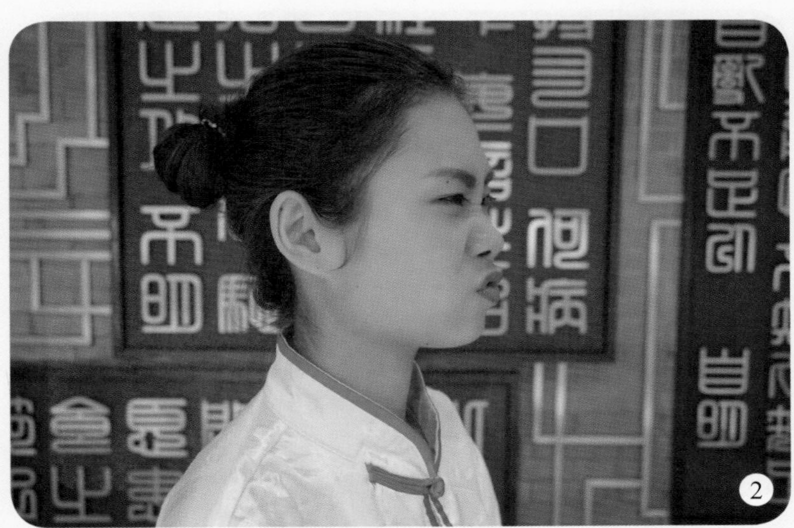

图 2–4　耸鼻训练

第四式：示齿训练（见图 2–5）

示齿动作主要靠颧大、小肌，提口角肌及笑肌的收缩来完成。嘱患者口角向两侧同时运动，避免只向一侧用力练成一种习惯性的口角偏斜运动。

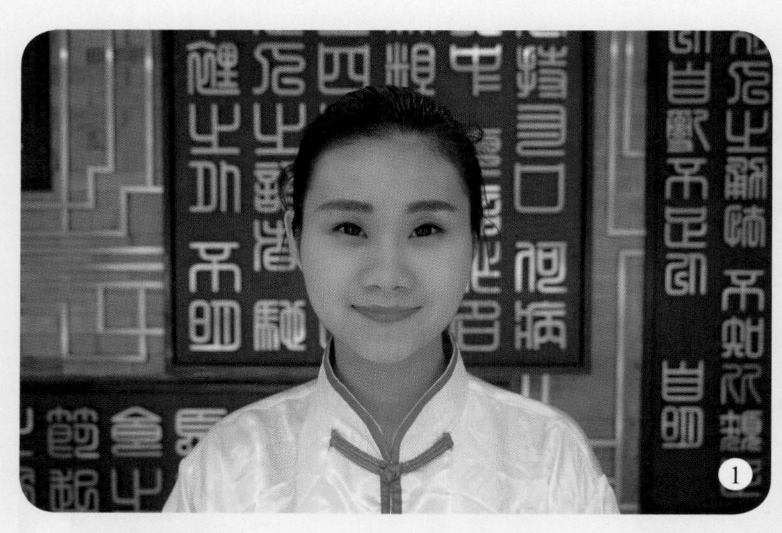

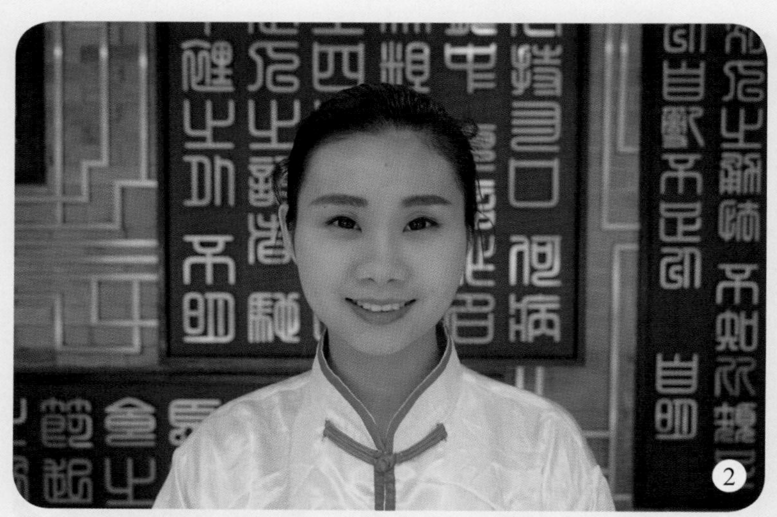

图 2–5 示齿训练

第五式：努嘴训练（见图 2–6）

努嘴主要靠口轮匝肌收缩来完成。进行努嘴训练时，用力收缩口唇并向前努嘴，努嘴时要用力。口轮匝肌恢复后，患者能够鼓腮，刷牙漏水或进食流口水的症状随之消失。

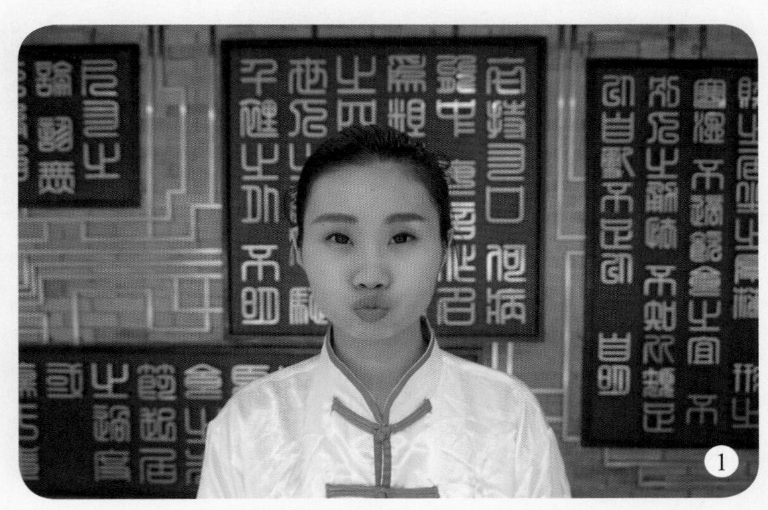

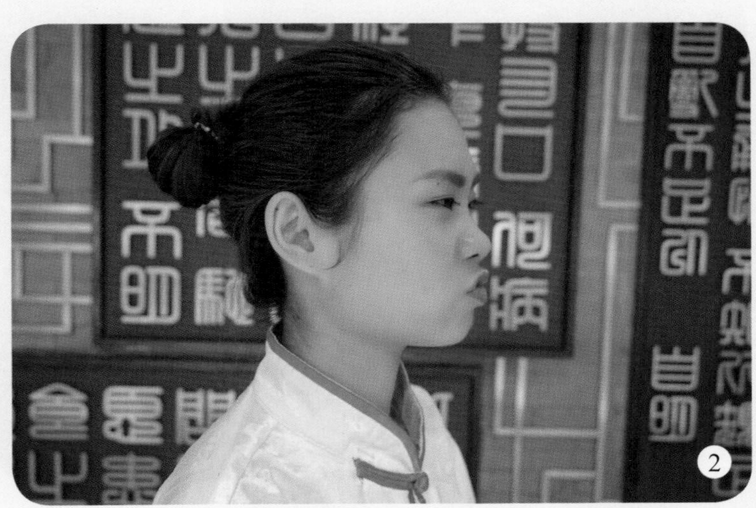

图 2–6　努嘴训练

第六式：鼓腮训练（见图 2–7）

像吹气球一样，鼓起腮部，然后用力收紧腮部。

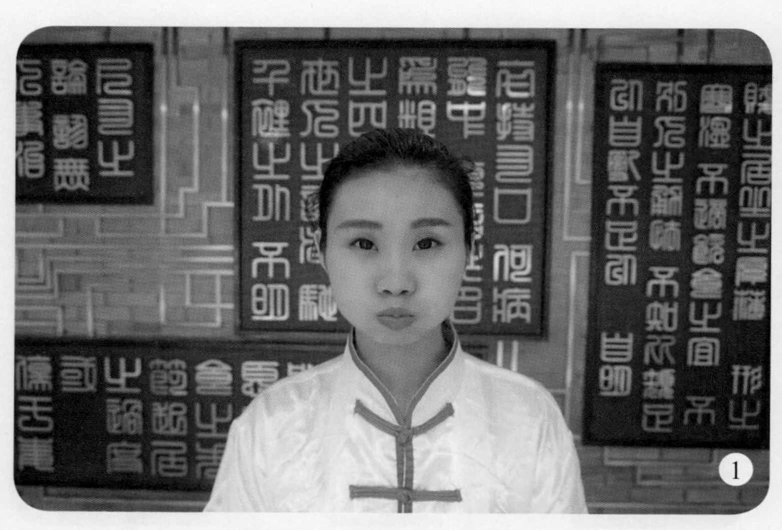

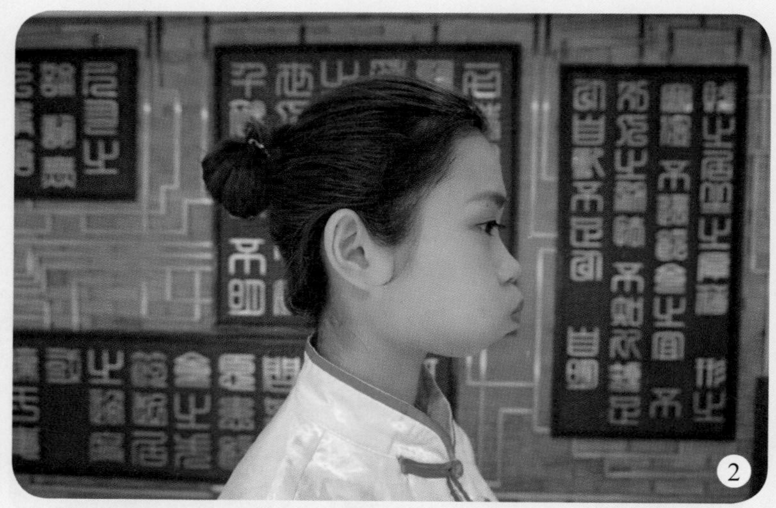

图 2–7　鼓腮训练

四、注意事项

1. 时间及频次："面肌功能训练操"建议每天进行锻炼 2～3 次，康复训练应该贯穿于疾病治疗的始终，必须循序渐进，持之以恒，坚持不懈。

2. 训练要注意规范性、准确性，切忌操之过急，防止刺激量过大，反而引起面瘫后遗症或继发面肌痉挛，给治疗带来更大的困难。

主要参考资料

［1］服部一郎，周天健．康复技术全书［M］．北京：北京出版社，1989：757.

［2］李莎，覃勇．面肌操在周围性面神经炎功能恢复的作用［J］．中华物理与康复医学杂志，2011，33（4）：305-306.

［3］高青，张世忠．46 例贝尔氏麻痹面肌功能康复的临床疗效评价［J］．遵义医学院学报，2009，32（1）：41-42.

［4］唐玉清，张启文，陈革莲，等．面部肌能功能训练在周围性面神经炎治疗中的作用［J］．中国医药导刊，2012，14（s2）：494-495.

记事本

言语吞咽功能训练操（舌操）

一、简介

舌头是大脑的先行器官，是口部结构中最灵活的器官，起感受味觉和辅助进食作用。中医学认为舌头可以反映人体脏腑经络的生理病理变化，常常习惯把舌苔称之为“中医的胃镜”[1]。舌也是人类最重要的构音器官，舌的灵活运动是准确构音的基础，通过舌操运动可提高舌触觉灵敏性及提高舌肌的感知觉，同时可有效增进唾液分泌，促进局部血液循环，保持口腔湿润、健康，促进食欲。另一方面，人的味觉是通过面孔神经而传到大脑的，舌操锻炼可以间接地对大脑进行刺激，从而减缓大脑萎缩和防止面部神经及肌肉的老化。做舌操，还可以预防老年痴呆[2]。

二、养生功效

1. 促进唾液分泌、助消化： 唾液腺是构成人体和维持人体生命活动的重要物质，其所含的淀粉酶有助于消化，有助于营养物质的摄入，增强机体免疫力。

2. 增强舌感知觉： 通过对舌尖、舌面、舌两侧缘等部位间歇性地施以适当的锻炼，提高舌触觉灵敏性及提高舌内肌的感知觉。

3. 改善吞咽障碍： 舌操运动能有效诱发吞咽反射，加强吞咽肌力，从而改善脑卒中患者吞咽障碍[3]。

4. 防衰老： 中医的“舌诊”，就是通过观察舌体各部分的变化，从而达到诊断相应内脏的病变情况。因此，经常运动舌头，可加强内脏各部位的功能，强身健体，延缓衰老。

5. 预防痴呆：“脑实记忆所凭也”[4]，舌操锻炼可以间接地对大脑进行刺激，从而减缓大脑萎缩和改善脑部的供血及认知功能，以预防痴呆[5]。

三、动作要领

预备动作（见图 3–1）

“舌操”简便易行，站姿或者坐姿均可，在确认颈椎与地面垂直以后，放松颈椎，把注意力集中到舌头上，可以在起床后进行，也可以在工作之余进行，每次 3 ～ 5 分钟即可。

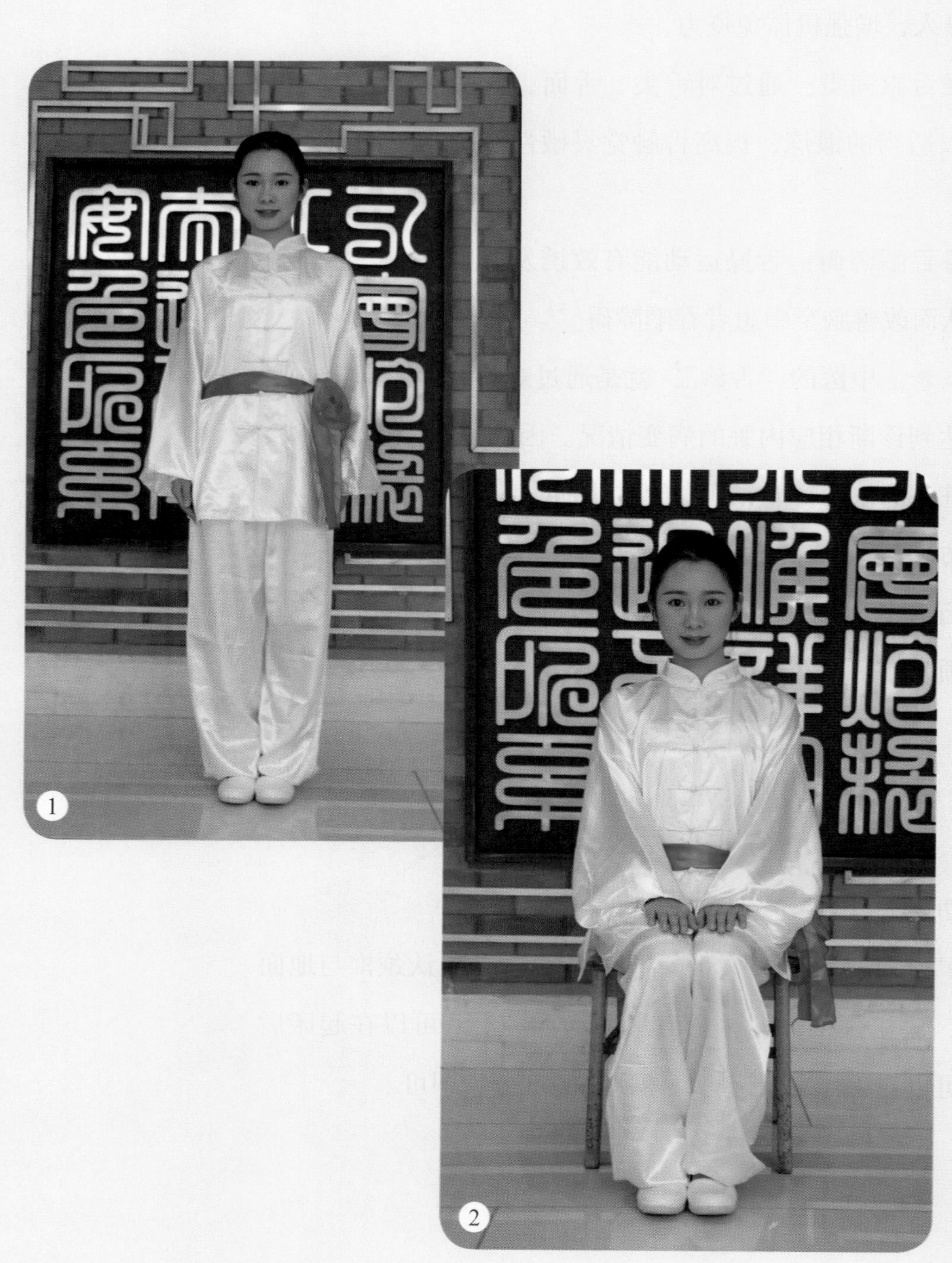

图 3-1　预备动作

第一式：伸舌运动（见图 3–2）

舌向口外缓慢用力伸出。主要锻炼舌内肌群中的舌垂直肌和部分舌外肌功能。八拍为一套动作，共循环做 4 次。

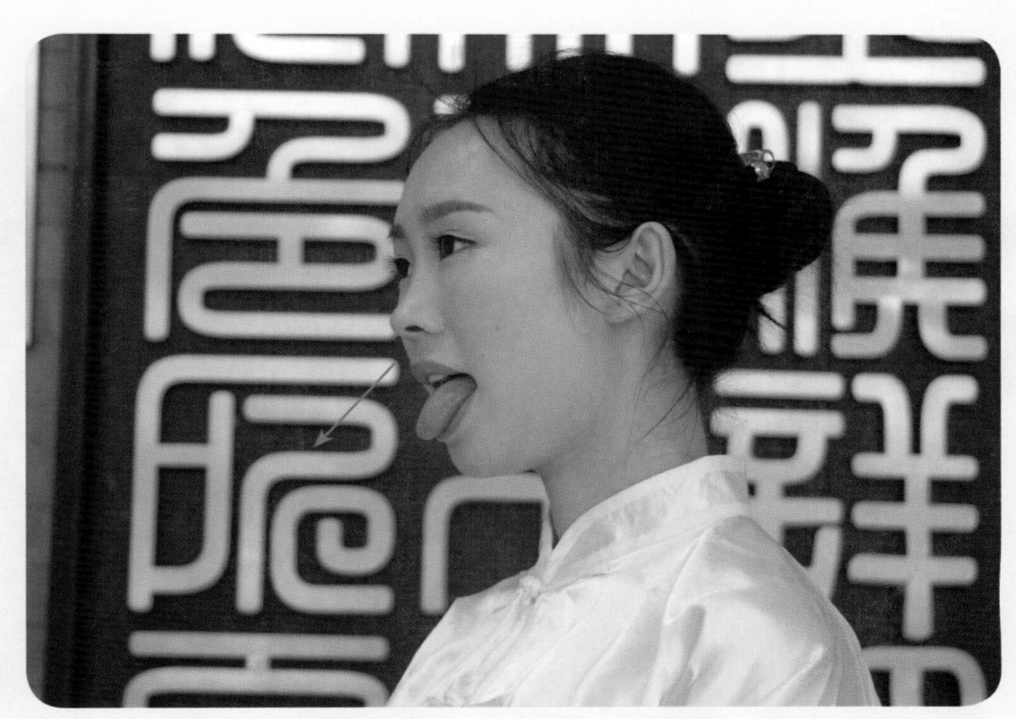

图 3–2　伸舌运动

第二式：卷舌运动（见图 3–3）

舌尖抵上犬齿龈，沿着硬腭用力向后卷舌。主要锻炼舌内肌群中的舌上纵肌和部分舌外肌功能。八拍为一套动作，共循环做 4 次。

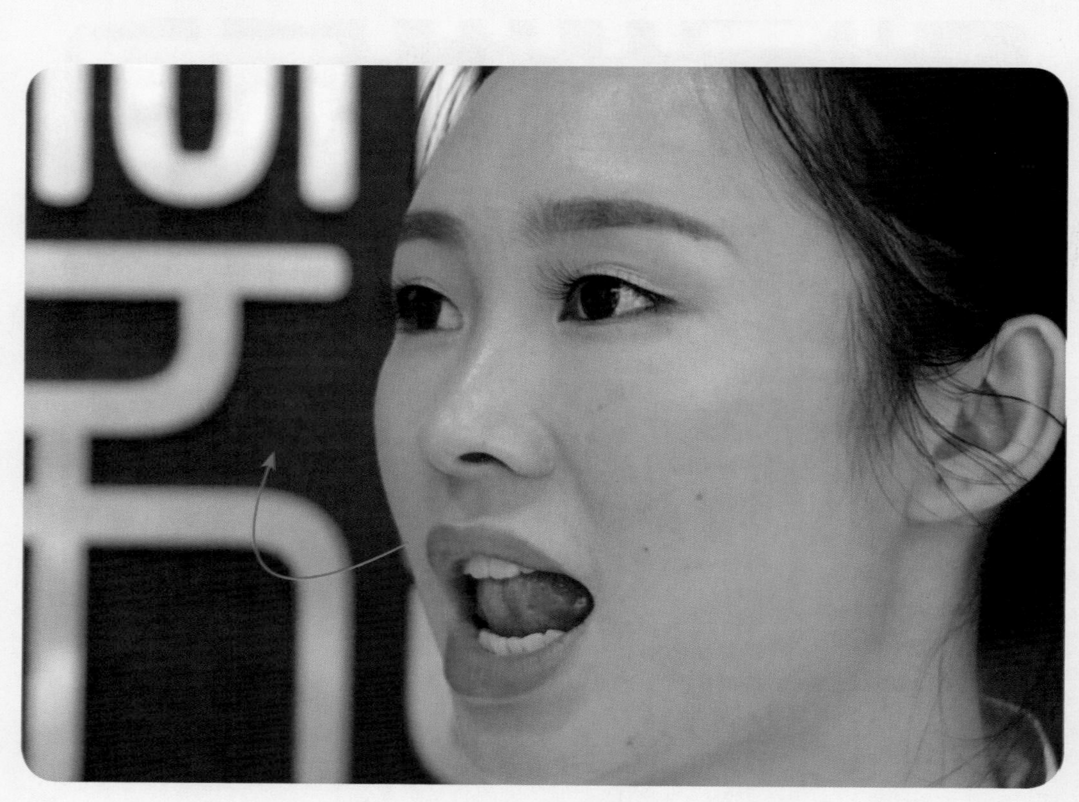

图 3–3　卷舌运动

第三式：顶腮运动（见图 3–4）

舌尖用力顶在左腮部，主要锻炼左侧舌内肌群及其舌横肌和颊部各肌群等。复位后同法锻炼右侧各肌群。四拍为一套动作，共循环做 8 次。

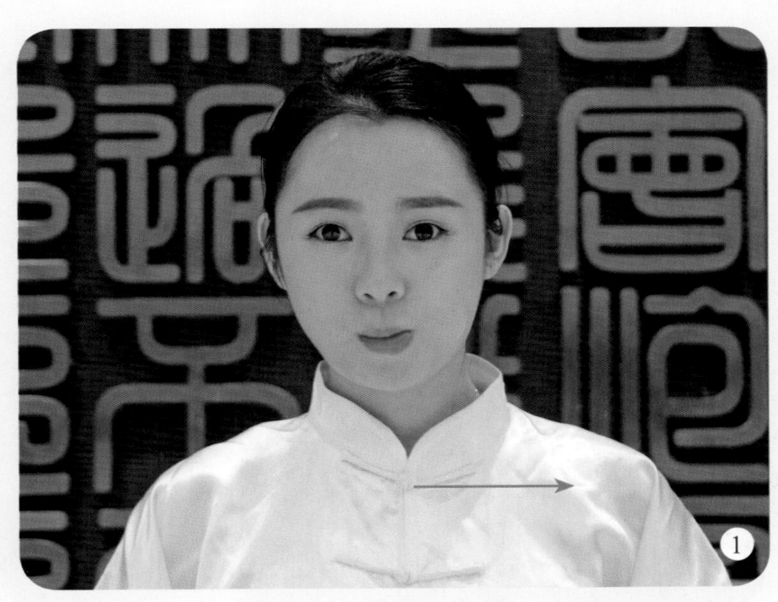

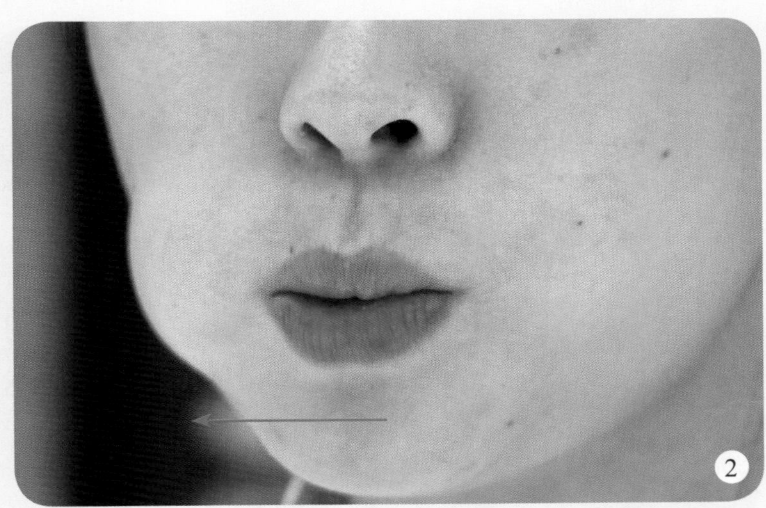

图 3–4　顶腮运动

第四式：咬舌运动（见图 3–5）

用上、下齿轻咬舌面，边咬边向外伸，同法缩回口内，咬一下发一声“da”。主要锻炼舌内肌群中的舌垂直肌、部分舌外肌和口轮匝肌等。八拍为一套动作，共循环做 4 次。

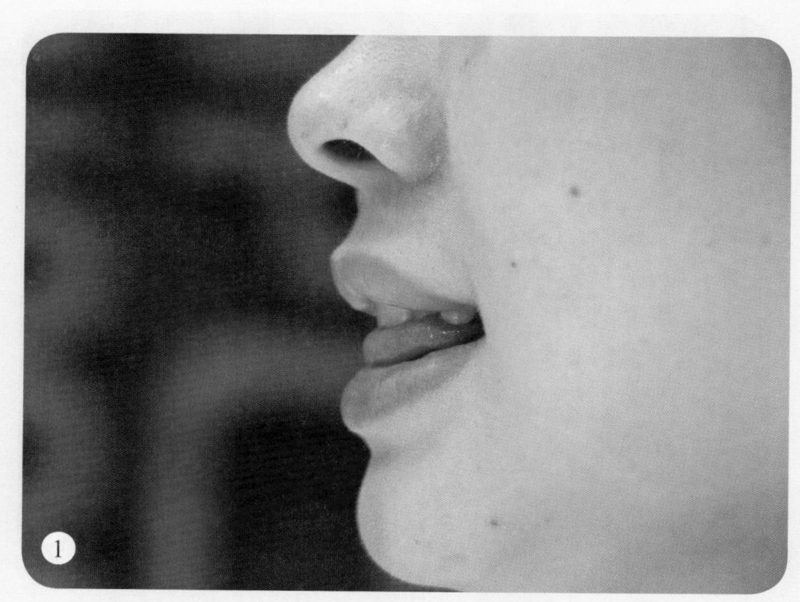

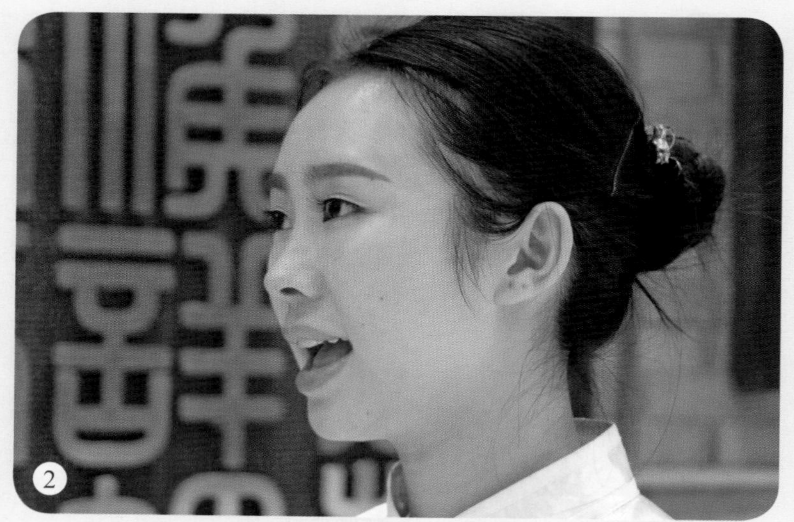

图 3–5　咬舌运动

第五式：弹舌运动（见图 3–6）

舌尖抵至硬腭后快速在口内上下弹动。主要锻炼舌内肌群中的舌上下纵肌、部分舌外肌。四拍为一套动作，共循环做 8 次。

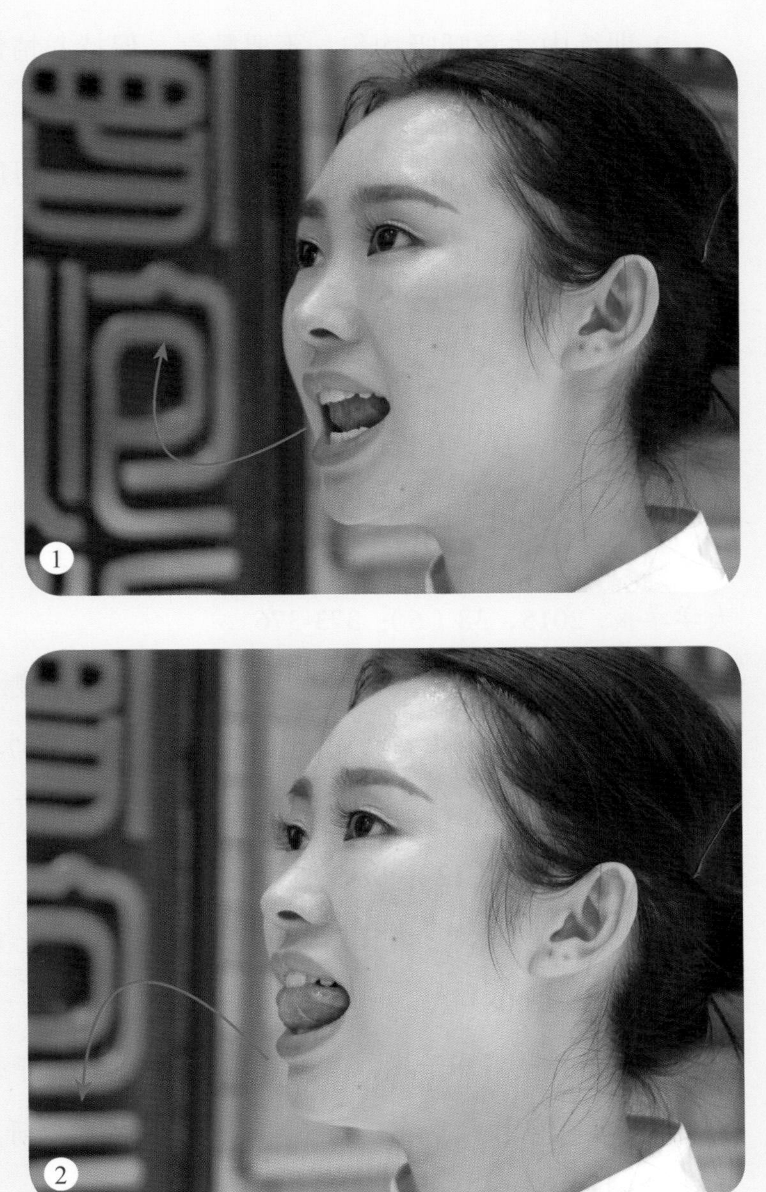

图 3–6　弹舌运动

四、注意事项

1. 练习舌操时要选择安静、清洁、空气新鲜的地方，不要在大风、寒冷或不洁、有烟味的空气中练习。

2. 训练中注意呼吸均匀，不要憋气，保持心情愉快，精神专注。

3. 训练的姿势、动作要领要准确，以保证练习质量和锻炼效果。

4. 口渴可适量补充水，采用少量多次原则。

主要参考资料

[1] 张昕洋，郭子宁．舌苔与病、证探讨［J］．北京中医药大学学报，2015，38（6）：373-376.

[2] 杨锦湄，李勤．中医舌操对老年冠心病康复治疗的临床观察［J］．云南中医中药杂志，2015，36（12）：107-108.

[3] 徐文华．急性脑梗死吞咽障碍患者的护理［J］．中国临床康复，2011，8（12）：98-99.

[4] 清・林珮琴．类证治裁・卷之三［M］．北京：中国中医药出版社，2008.

[5] 李秀霞，陈子康，黄沛霖，等．脑健操益于老年痴呆康复——基于眩晕操活动在广州长者认知功能的成效研究［J］．社会福利，2014，（4）：47.

记事本

叩齿吞津养生操

一、简介

中医理论认为“肾主骨”[1]，“肾者主水，受五脏六腑之精而藏之”[2]，“齿为骨之余”[3]。故叩齿吞津养生操是通过上下牙齿的相互叩击，产生唾液，将唾液分次吞下，起到预防疾病，健肾强身从而滋养五脏六腑的作用。古谚语曰“晨起，叩齿三百响，齿坚固”，说明晨起叩齿最重要，经过一夜休息，牙齿有些松动，此时叩齿既巩固牙齿和牙周组织，又兴奋了牙神经、血管和牙髓细胞，对牙齿健康大有好处。

二、养生功效

1. 养胃：经常叩齿能稳固牙齿，使食物易被嚼细，唾液能帮助食物消化，从而减轻胃负担，起到养胃的作用。

2. 补肾：中医认为“齿者，肾之标”，叩齿能稳固牙齿、充盈肾精，咽而不吐，可滋养肾中精气，达到健肾的目的。

3. 益脑： 肾生骨髓，脑为髓海，肾中精气充盈，则髓海得养，故可健脑。

4. 耳聪目明： 肾气通于耳，肾中精气充盈，髓海得养则耳聪，五脏六腑之精气皆上注于目，精气充盈则目能辨五色。叩齿能充盈肾精，故可聪耳明目。

5. 美颜荣发： 叩齿可活动面肌，加强面部血液循环，改善面肤的营养，进而美颜。肾藏精，其华在发，叩齿可使肾精充盈而荣发。

三、动作要领

预备动作（见图 4–1）

全身放松，端坐于凳子或床沿上，其高度以大腿放平，小腿与其垂直为准。两腿分开，两脚踏地与肩同宽，两臂自然下垂，双手放于大腿上面近膝盖处，手心向下或向上均可，双目微闭，呼吸自然，深长匀细。心中默数呼吸次数，以收敛心神，待全身感觉松弛温热后，则开始作功。

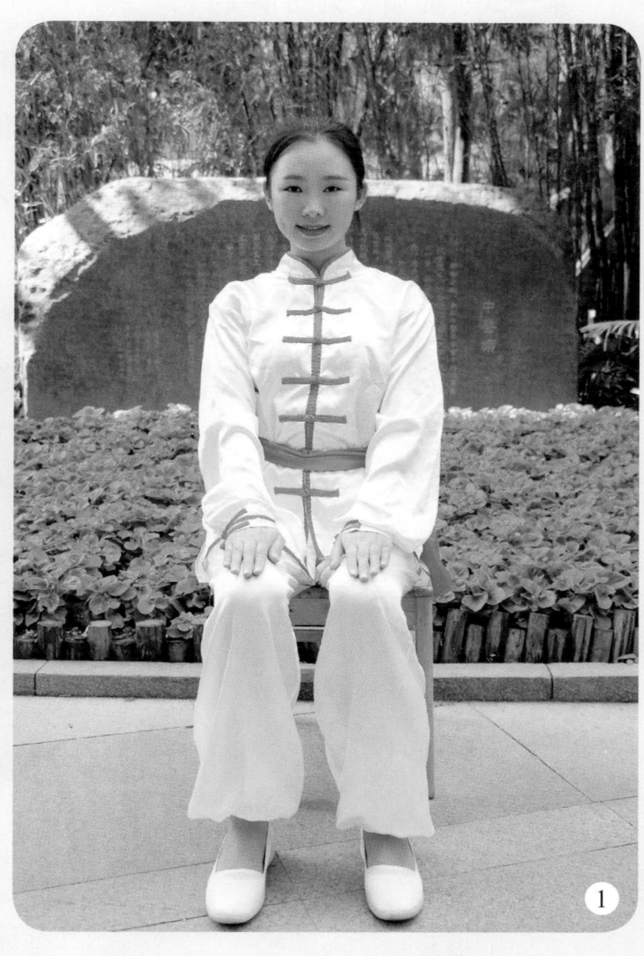

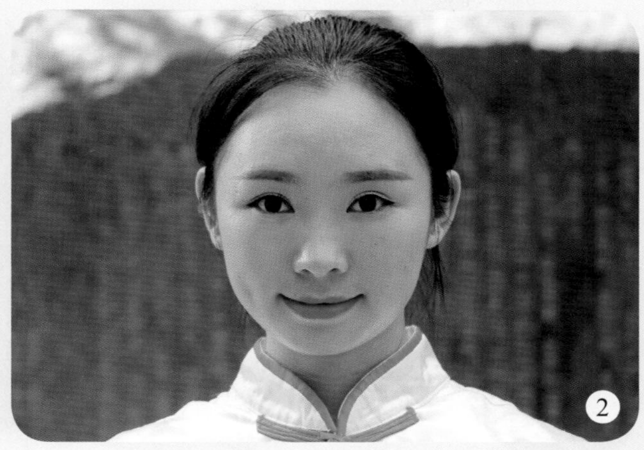

图 4-1　预备动作

第一式：叩齿（见图 4–2）

1. 上下牙齿有节奏地相互叩击，铿锵有声，次数不限。

2. 刚开始锻炼时，可轻叩 20 次左右，随着锻炼不断进展，可逐步增加叩齿的次数和力度，一般以 36 次为佳。

3. 叩齿要轻，不可以过于用力。

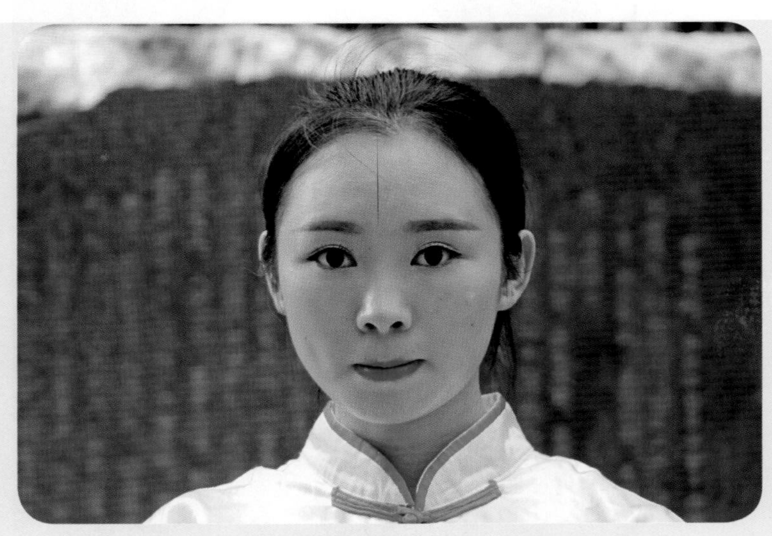

1. 嘴巴合住，打开牙齿

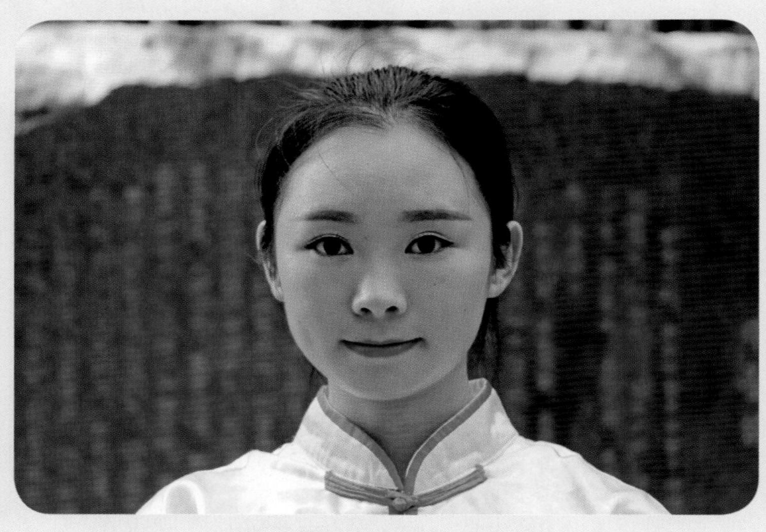

2. 嘴巴合住，咬合牙齿

图 4–2 叩齿（1）

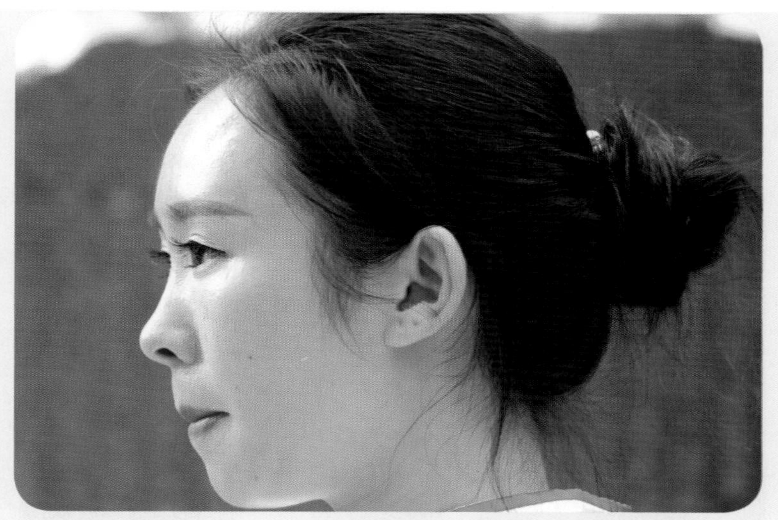

3. 嘴巴合住，打开牙齿

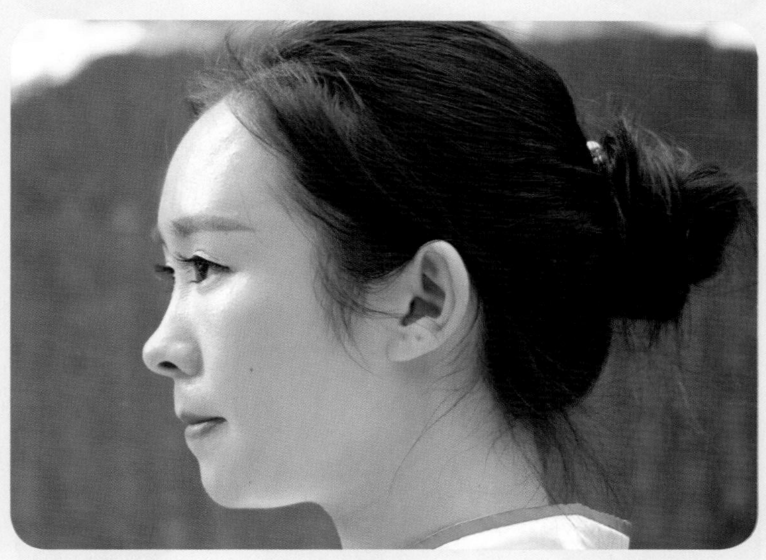

4. 嘴巴合住，咬合牙齿

图 4–2　叩齿（2）

第二式：赤龙搅天池（见图 4–3）

1. 叩击结束，要辅以赤龙搅天池，即叩击后，用舌在口腔内贴着上下牙床、牙面搅动，用力要柔和自然。

2. 先上后下，先内后外，搅动 36 次。

3. 当感觉有津液（唾液）产生时，不要咽下，继续搅动。

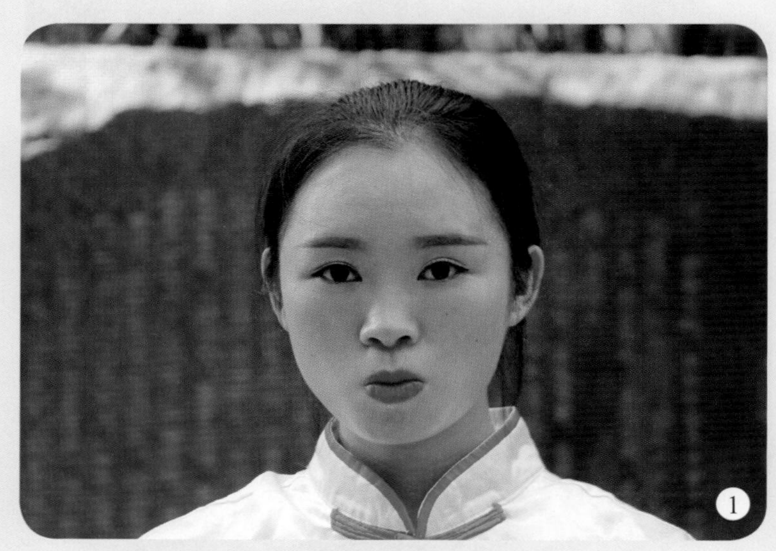

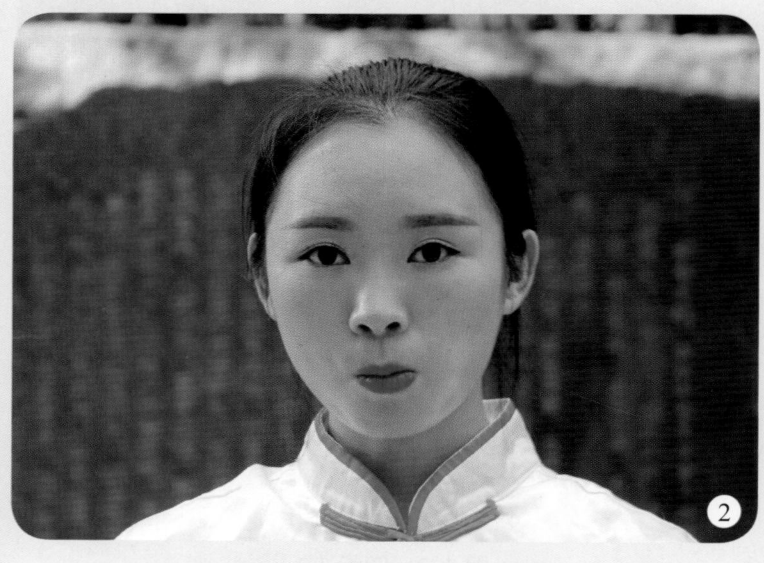

图 4–3　赤龙搅天池（1）

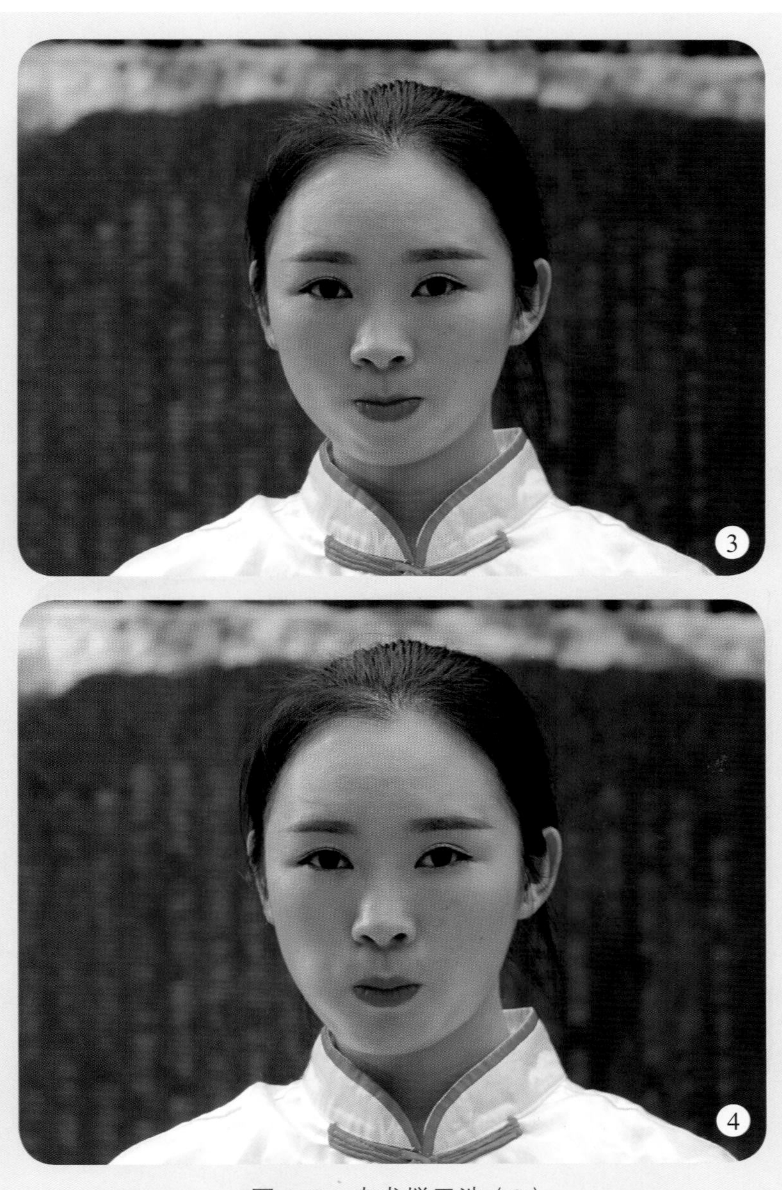

图 4–3　赤龙搅天池（2）

第三式：鼓漱（见图 4–4）

1. 等唾液增多后，以舌抵上腭部以聚集唾液。

2. 鼓腮，用唾液含漱（鼓漱）数次。

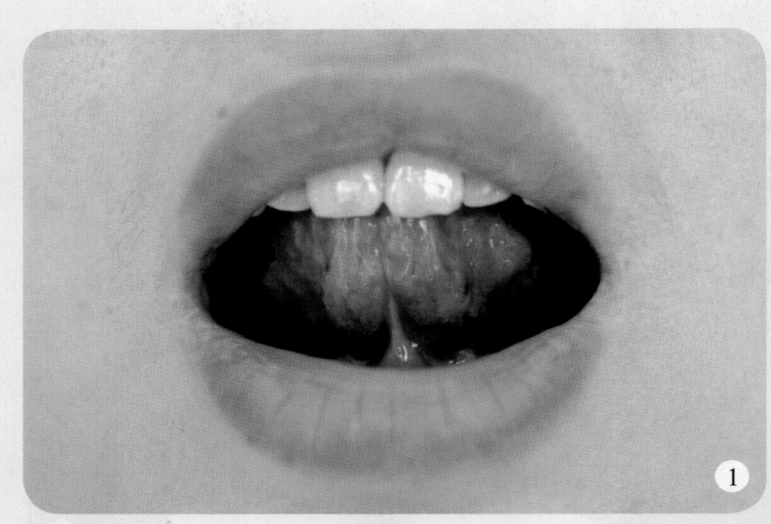

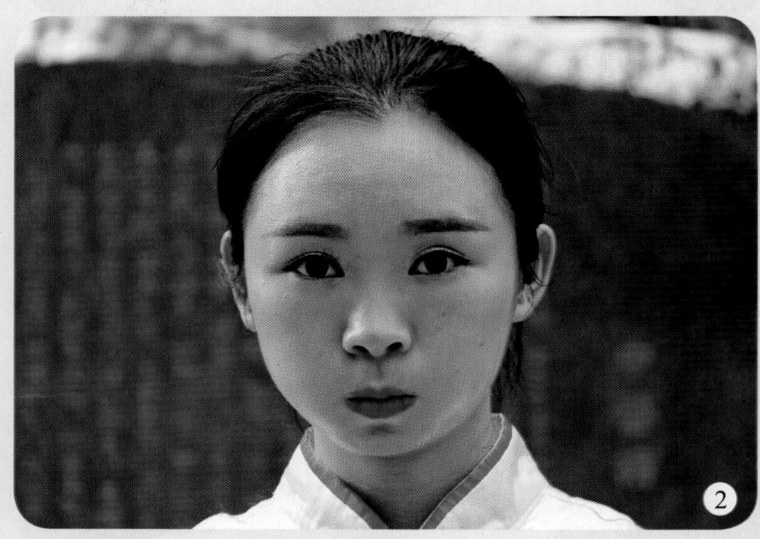

图 4–4　鼓漱（1）

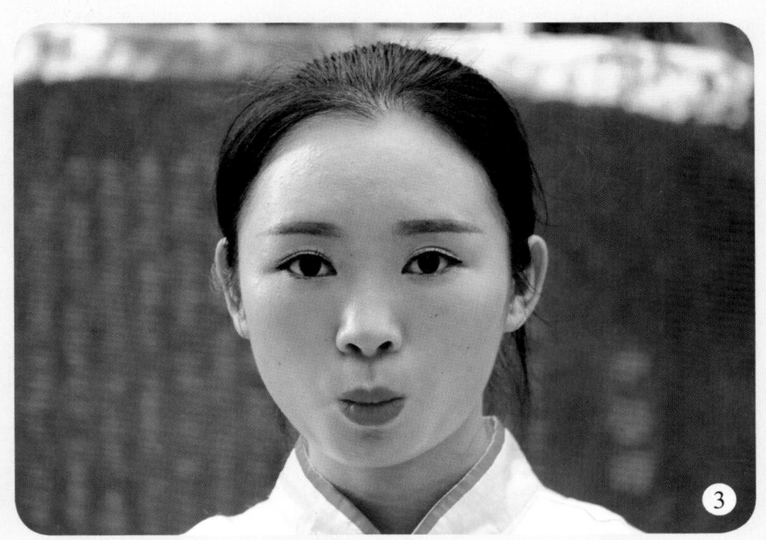

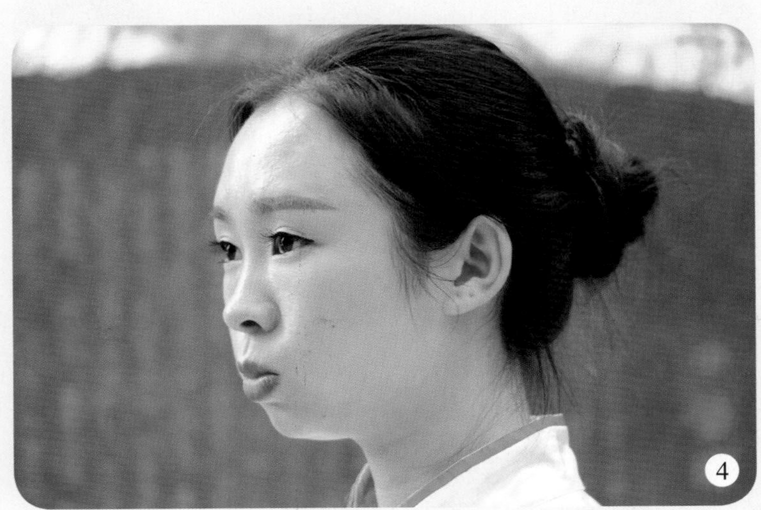

图 4–4　鼓漱（2）

第四式：吞津（见图 4–5）

1. 分 3 次以意咽入丹田，要汩汩有声。

2. 速度均匀。

以上为完整一次的叩齿吞津保健法。

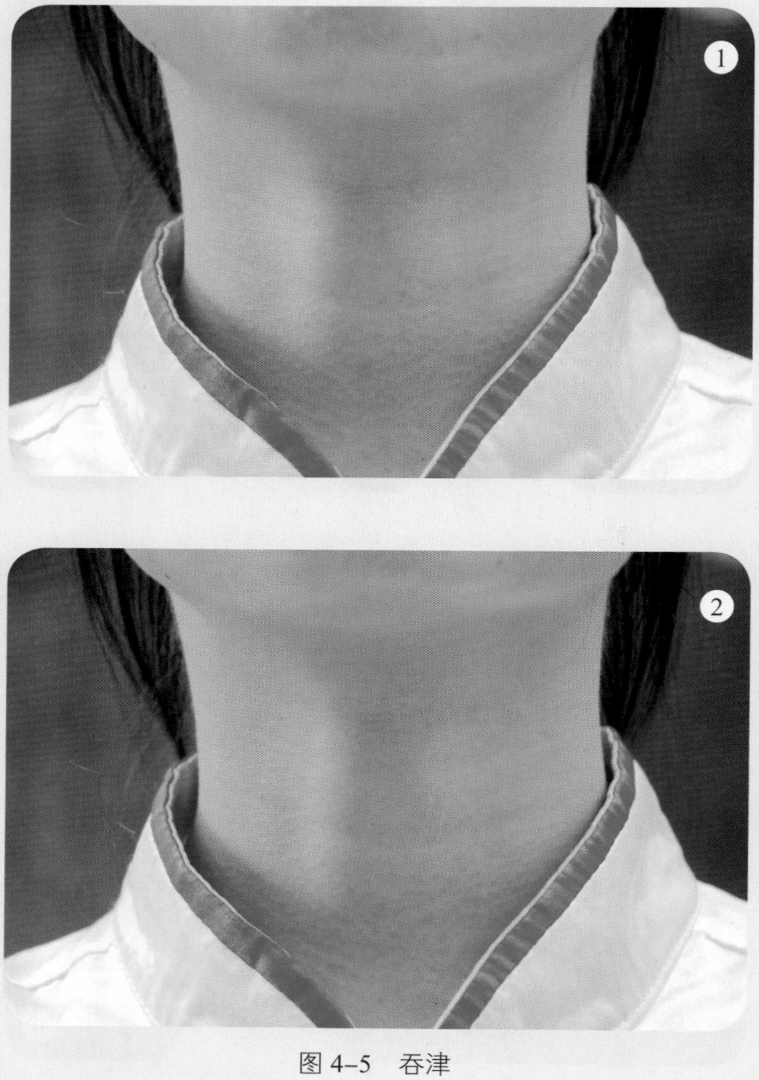

图 4–5　吞津

四、注意事项

1. 时间及频次：一天当中早、中、晚各叩齿吞津十次，多做更佳，其中清晨叩齿最重要。

2. 力度：患牙病者叩齿力度不宜过大，避免牙齿进一步损伤。搅舌、鼓漱时舌尖要紧压牙根部，速度不宜太快，用力要适当均匀，缓慢而周到。咽津前，如果口中唾液分泌过多影响其他动作进行，可将唾液部分咽下，不可吐掉。

3. 不适用人群：18 岁以下青少年，由于其牙齿可能发育尚未完全，不宜做叩齿动作。如口腔有溃疡或口舌糜烂，影响此法进行时，可暂停数日，待口腔炎症痊愈后再施此法。

主要参考资料

[1] 素问·宣明五气 [M]. 北京：人民卫生出版社，2005.

[2] 素问·上古天真论 [M]. 北京：人民卫生出版社，2005.

[3] 清·叶天士. 外感热病篇 [M]. 河南：河南科学技术出版社，2017.

记事本

足底反射按摩操

一、简介

中医理论认为“经脉者，所以行气血而营阴阳，濡筋骨，利关节者也”[1]。足底反射按摩操是依据中医经络学及足底反射理论[2]，综合传统中医养生文化，加上长期积累的中医实践按摩推拿等经验，总结而得出的。

足底反射按摩操通过相应的手法刺激肾、输尿管、膀胱、失眠点四个反射区，使足底血管扩张，局部肤温升高，从而促进全身血液循环，振奋阳气，沟通表里，平衡阴阳，其作用机理从生理学的观点来看，缓和、轻微、连续的局部刺激，有兴奋周围神经的作用，但对中枢神经则有抑制作用[3]，有利于睡意的产生和睡眠质量的改善。

二、养生功效

1. 防治失眠：失眠症以气血不畅者居多，行足底反射疗法，通过刺激足底相应反射区，可调畅气机，运行气血，达到阴阳平衡，清心安神，能有效地防治失眠症[4]。

2. 美容养颜：对肾、输尿管、膀胱及失眠点反射区按摩刺激，可加强泌尿功能，从而把体内的有毒物质排出体外，有助于美容养颜。

3. 延年益寿：中医学历来重视睡眠养生，古人云："养生之诀，当以睡眠居先。睡能还精、养气、健脾益胃、壮骨强筋。"[5]通过足底反射疗法，获得优质睡眠，从而延年益寿。

三、反射区定位与示意图（图 5-1）

1. 肾反射区：位于双脚底第 2 ～ 3 跖骨底部凹陷处。

2. 输尿管反射区：自肾反射区斜向足底内侧，至舟状骨内下方，呈一长形弧状的条带区。

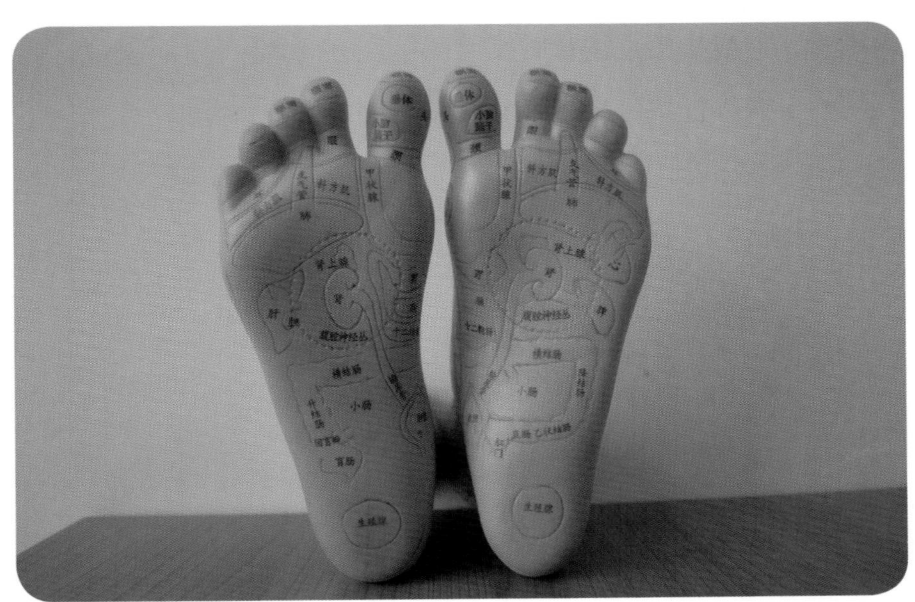

图 5-1　足底反射区

3. 膀胱反射区：足底内侧舟状骨后方，拇展肌内侧。

4. 失眠点反射区：位于足跟部，当足底中线与内、外踝尖连线相交处，即脚跟的中心处。

四、动作要领

前期准备：

1. 先予沐足，温度适中，防止烫伤，时间为 15 ～ 20 分钟。

2. 操作者修剪指甲，洗手准备。

3. 从患者左足开始按摩。

第一式：点按肾脏反射区（见图 5–2）

1. 操作者左手固定患者左足，右手定位操作，右手拇指屈曲垂直，拇指指尖点按肾脏反射区。

2. 每两秒钟按压一下，共按 36 下。

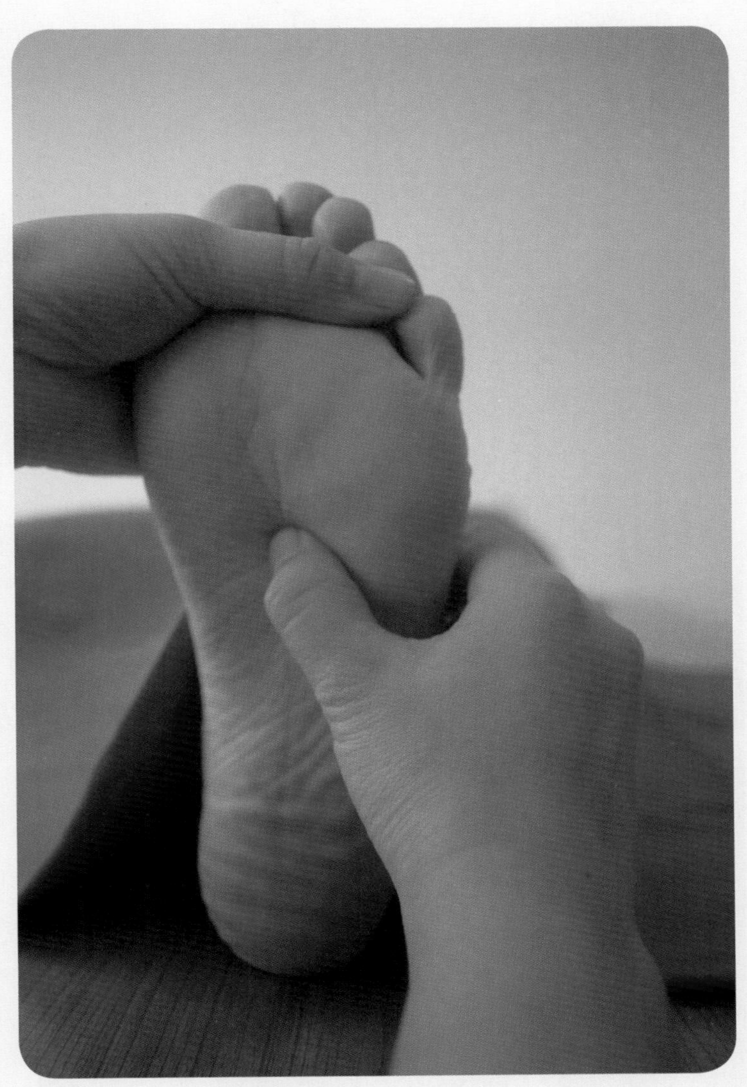

图 5-2 点按肾脏反射区

第二式：点按输尿管反射区（见图 5–3）

1. 右手拇指屈曲垂直，其余四指微握拳，拇指指尖点按输尿管反射区。

2. 每两秒钟按压一下，共按 36 下。

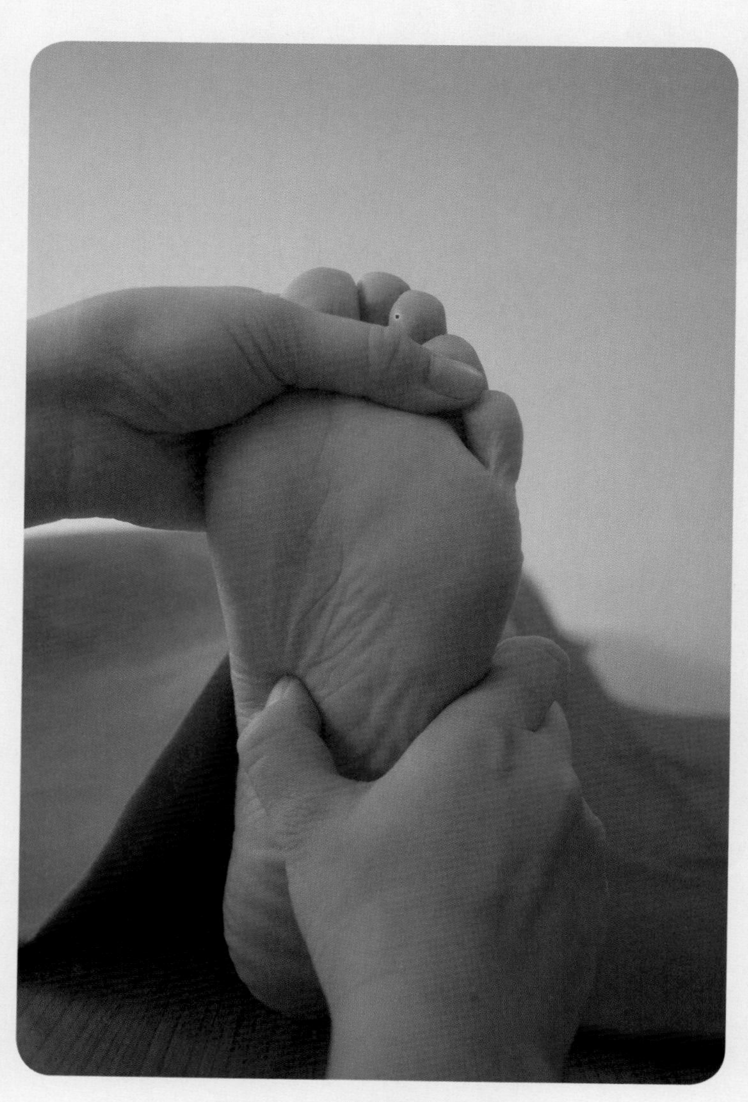

图 5–3　点按输尿管反射区

第三式：点按膀胱反射区（见图 5–4）

1. 右手拇指屈曲垂直，其余四指微握拳，拇指指尖点按膀胱反射区。

2. 每两秒钟按压一下，共按 36 下。

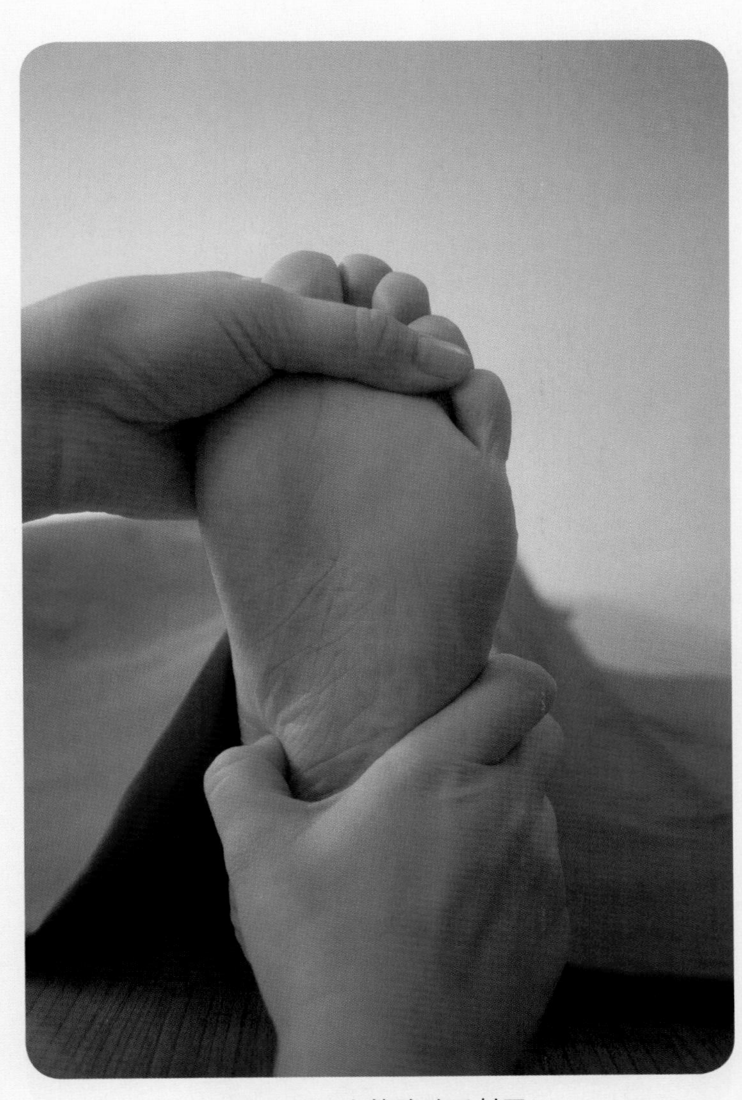

图 5–4　点按膀胱反射区

第四式：点按失眠点反射区（见图 5–5）

1. 拇指屈曲垂直，其余四指微握拳，点按失眠点反射区，按时应稍微增加力度，以酸麻胀感为宜。

2. 每两秒钟按压一下，共按 36 下。

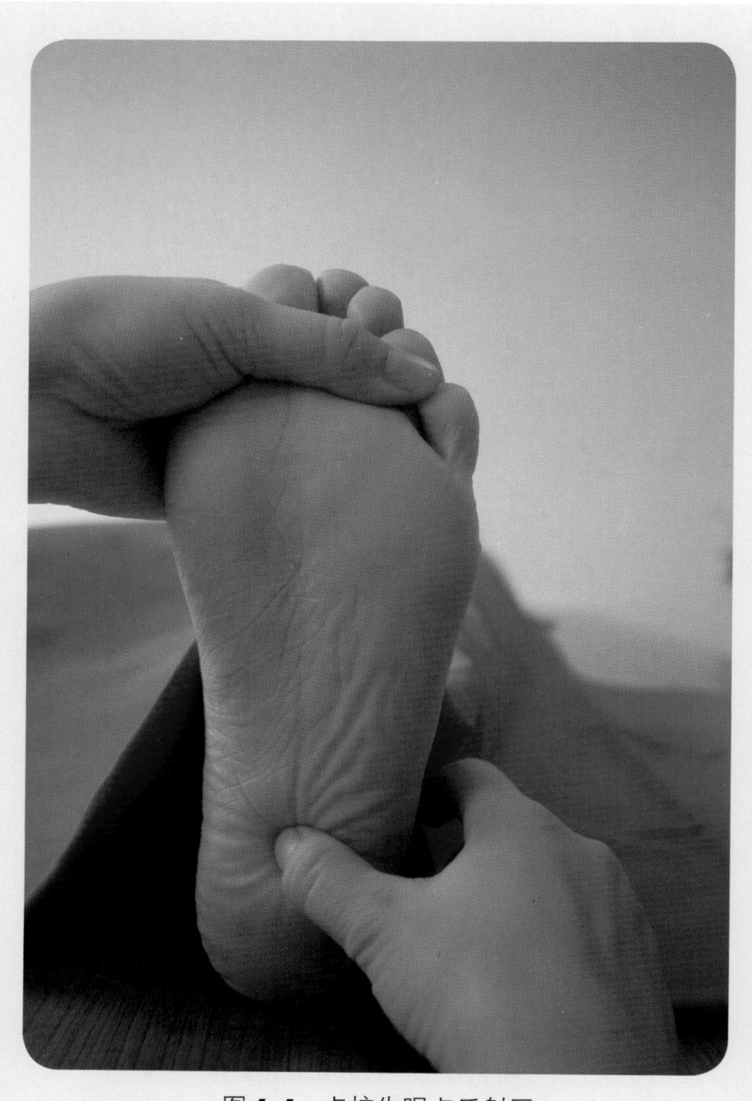

图 5–5　点按失眠点反射区

第五式：推按足内侧（见图 5–6）

1. 拇指屈曲垂直，其余四指微握拳，从患者大足趾至足跟部，延着足内侧推按。

2. 每一秒钟推按一次，共推按一分钟。

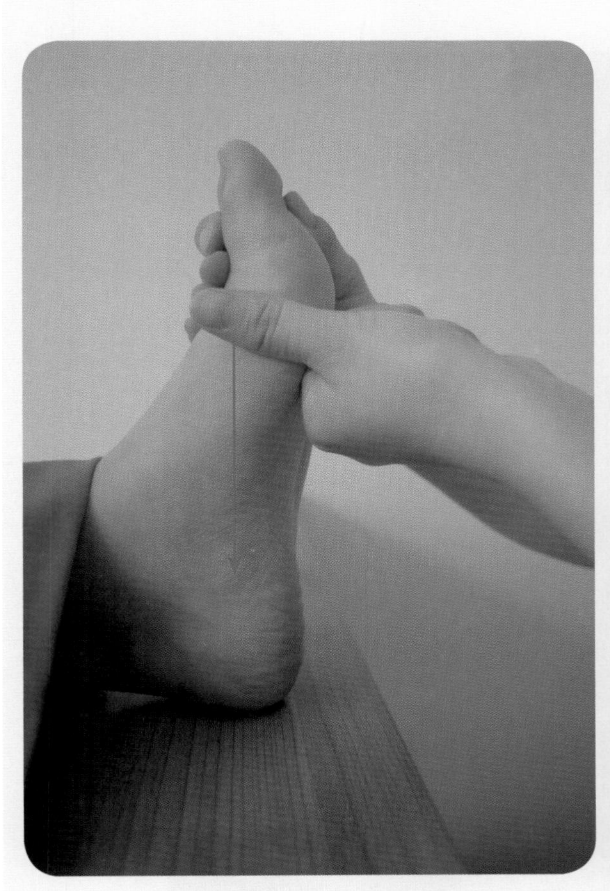

1. 从上到下推按足内侧

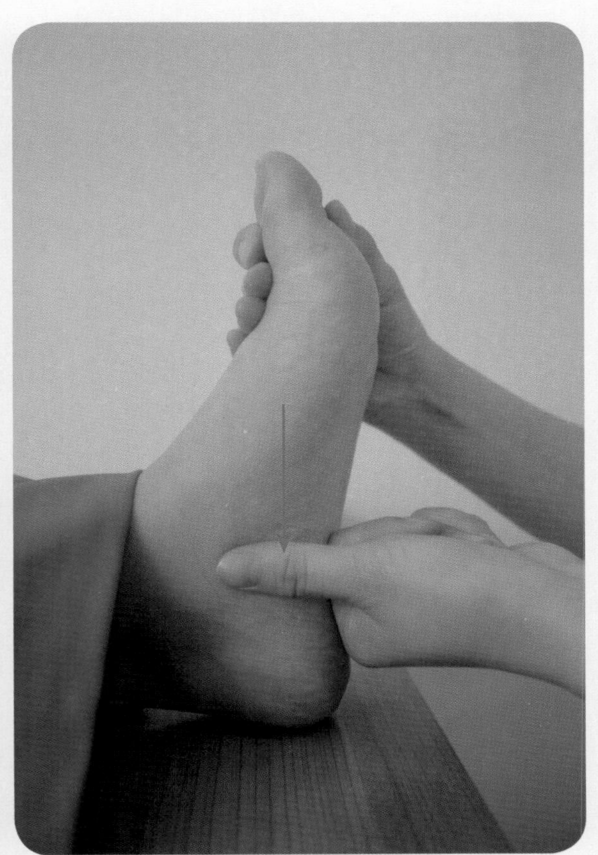

2. 推至足跟部

图 5–6　推按足内侧

第六式：推按足外侧（见图 5–7）

1. 拇指屈曲垂直，其余四指微握拳，从患者小趾至足跟部，延着足外侧推按。

2. 每一秒钟推按一次，共推按一分钟。

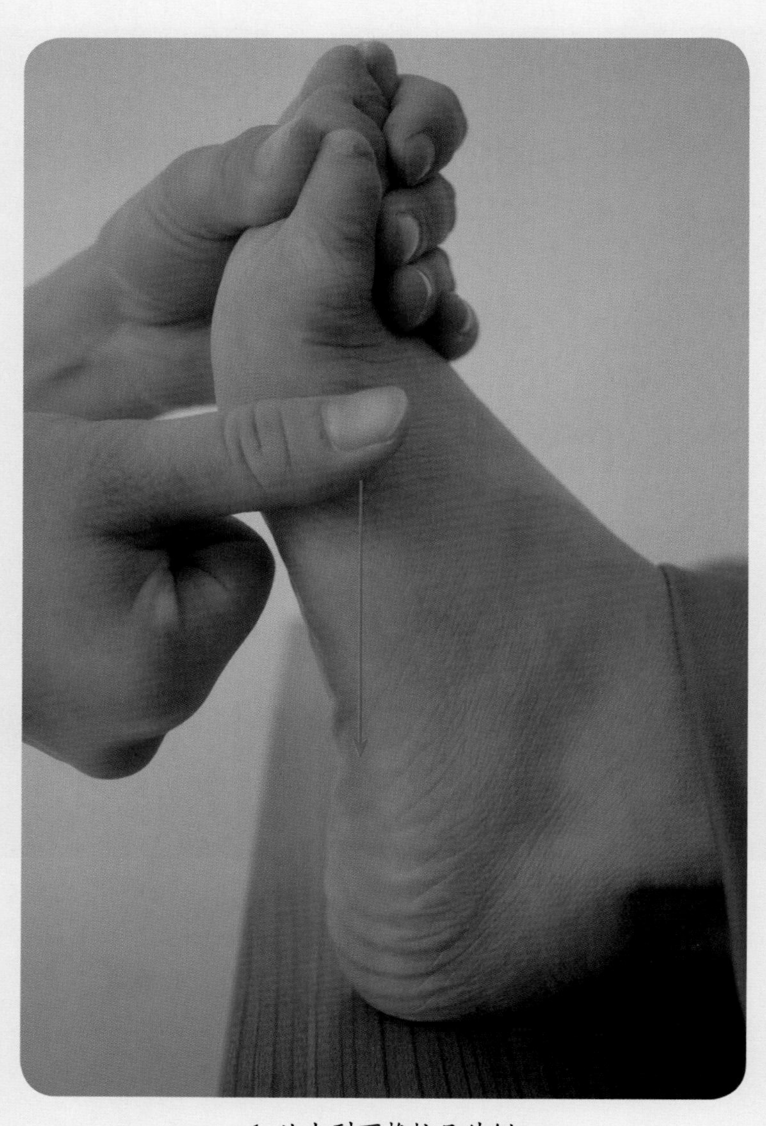

1. 从上到下推按足外侧

图 5–7　推按足外侧（1）

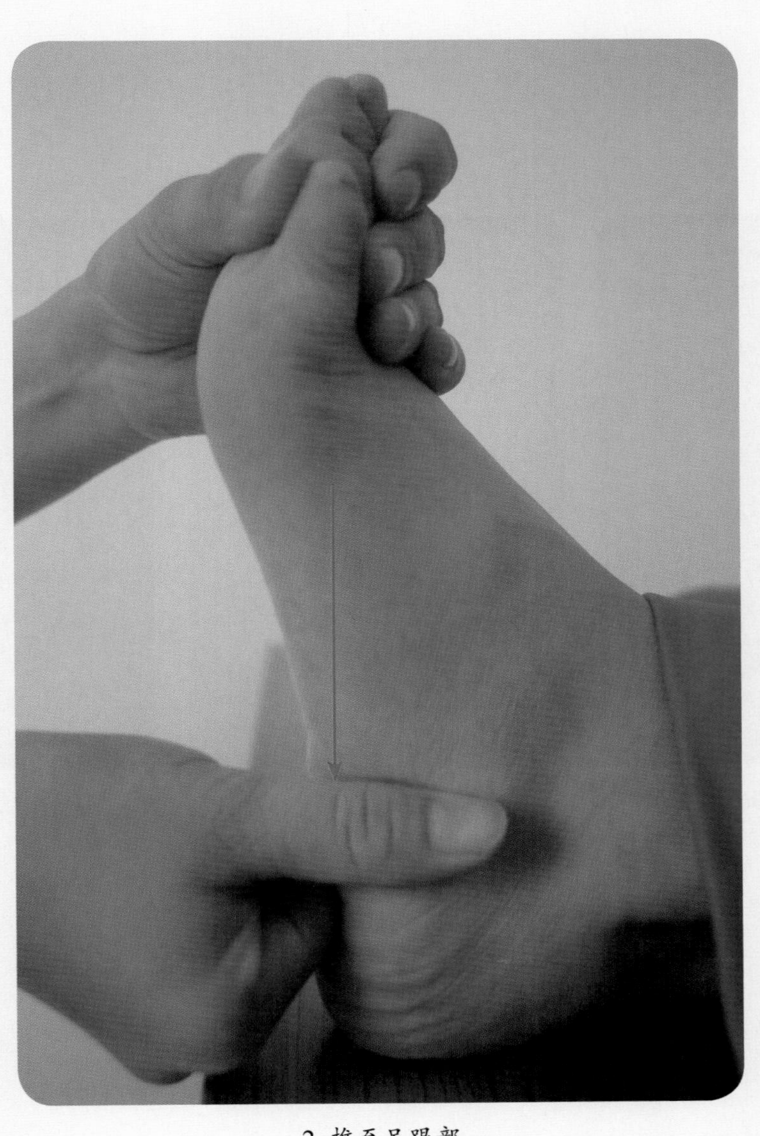

2. 推至足跟部

图 5-7　推按足外侧（2）

第七式：推按足背（见图 5–8）

1. 患者伸直足背，操作者左手固定患者足趾，右手大拇指从由足趾端向上推按，总体按摩方向为向心性按摩。

2. 一共推按 1 分钟。

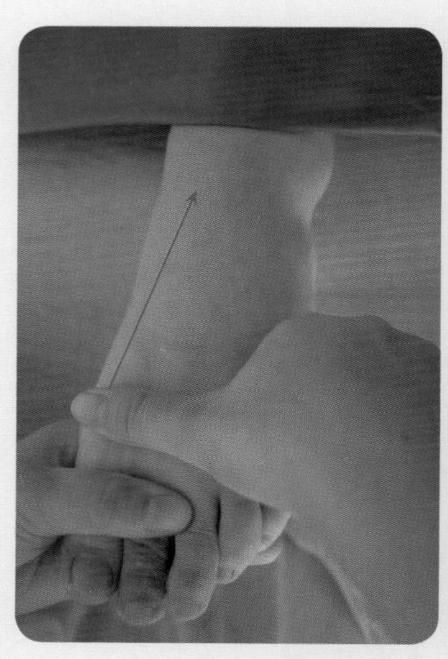
1. 由足大趾端开始向上推按

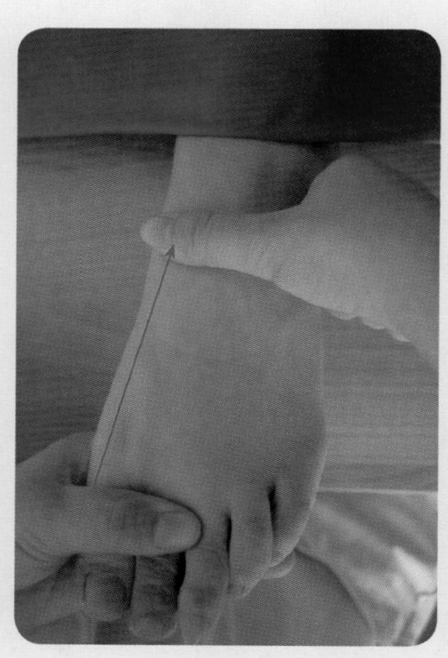
2. 推按至足踝部

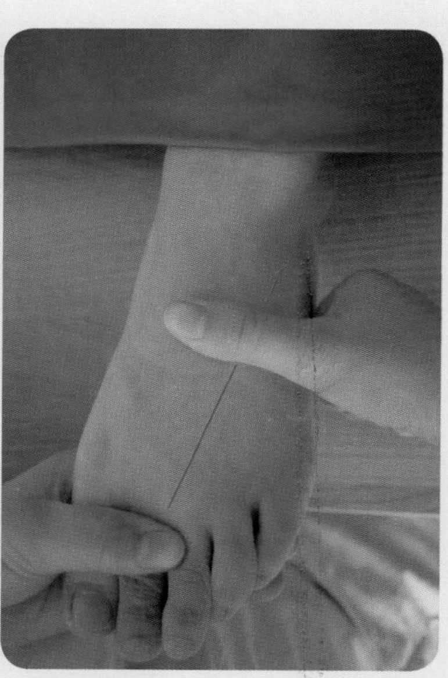
3. 每个足趾推按（向心方向）

图 5–8　推按足背

第八式：顺、逆时针摇转足踝（见图 5–9）

1. 推足背完毕后，操作者左手握住患者足跟，右手握住患者足趾，顺、逆时针摇转足踝各 5 次。

2. 足踝摇转 360 度为 1 次，摇转的幅度以患者能耐受为宜。

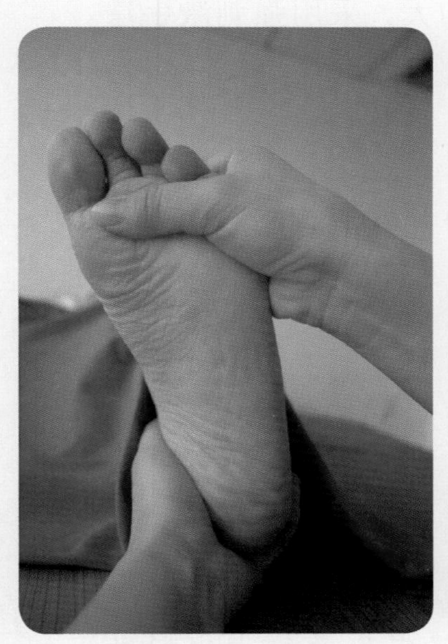

1. 顺时针方向摇转足踝

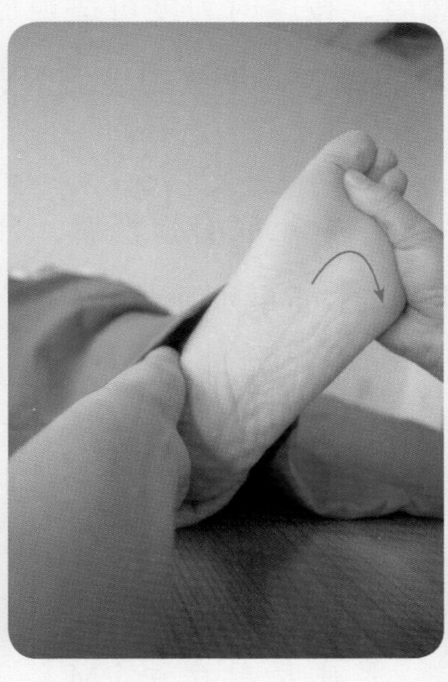

2. 顺时针方向摇转足踝

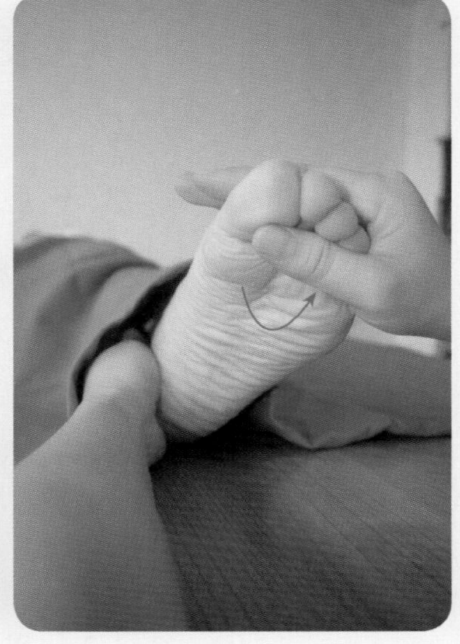

3. 恢复

图 5–9　顺、逆时针摇转足踝

以上八个步骤完成后，同法按摩患者右足，足底反射疗法即完成。

五、注意事项

1. 时间及频次： 足底反射疗法为放松身心的疗法，宜在睡前进行，有失眠症患者可每晚进行，养生者可隔晚进行。

2. 力度： 按照“实者泻之，虚者补之”的原则，对实证、体质较好的患者，按摩时力度可适当加大，采用强刺激手法。对于体质较弱的患者，手法力度宜轻，力度均以患者能耐受为宜。

3. 不适用人群： 足底有损伤者，合并有严重心脏、消化、免疫系统等疾病者，重度水肿者。

主要参考资料

［1］灵枢·本脏［M］. 北京：中国中医药出版社，2007.

［2］周新. 足底反射疗法［M］. 辽宁科学技术出版社，2007.

［3］肖劲，欧羡虹. 足底按摩加拔火罐治疗失眠 56 例疗效观察［J］. 新中医，2002，（8）：45.

［4］古霞，柏玉萍，王丽娟，等. 足底按摩对溃疡性结肠炎中药保留灌肠疗效的影响［J］. 实用护理杂志，2003，19（4）：50.

［5］清·李渔. 笠翁文集［M］. 光明日报出版社，1997.